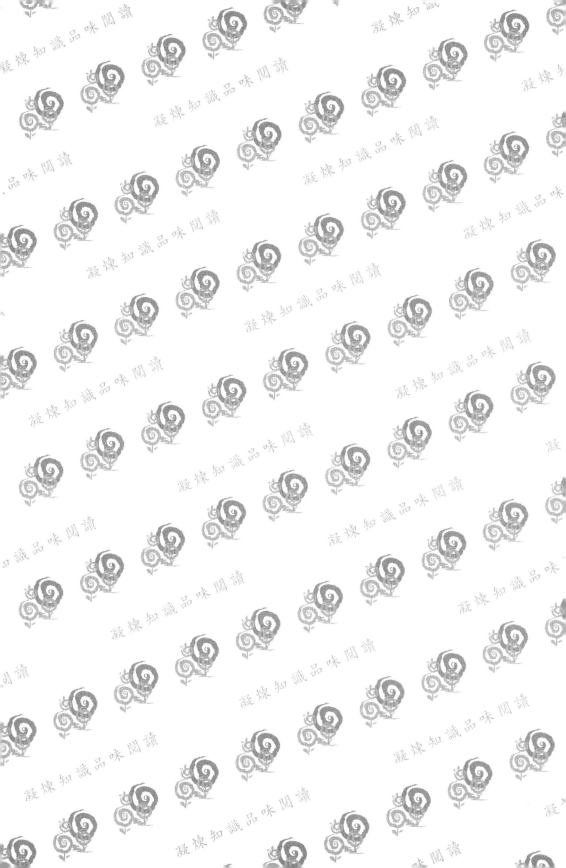

臨床視光眼科學

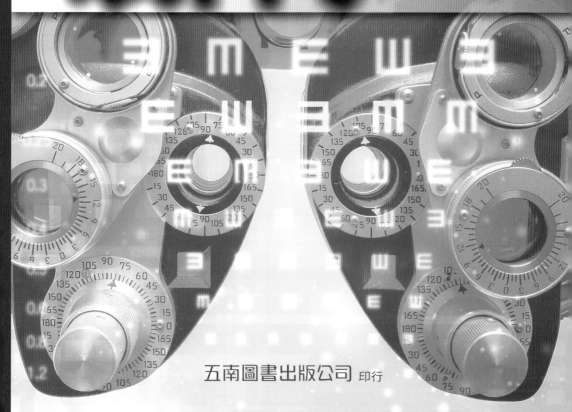

五南圖書出版公司 印行

序

　　本書的寫作是有鑑於臺灣自 2016-17 年驗光師法施行，開始舉行國考之後，新科驗光師和驗光生面對執業上，從商業轉醫療的巨大改變，但幾年下來，一般驗光所的作業方式並無明顯實質上的變化，而必要的基本臨床知識和技術也尚需加強，本書即是從這兩方面著手，作爲發展臺灣視光眼科臨床標準的出發點。對象不只是初入門的學生，亦包括所有致力於基礎眼睛照護的眼科及視光眼科專業人員，希望藉此達到相當程度的共識，來建立一個可行之於臺灣的眼睛／視覺保健制度。

　　本書乃基於作者以往的診所行政、研究經歷與臨床經驗，加上最近幾年在國內外各地的演講和課程，總整理後而寫成。也是借鏡美國的 primary eyecare 系統的演進，爲臺灣的眼睛照護業的未來指路。Primary eyecare 是一特定名詞，「primary」與美式選舉時的候選人初選同義，並不是初級或基本的意思（本書會繼續採用 primary eyecare 一詞強調之用），事實上是眼睛健康／視覺保健的第一防線（first-line defense），可以說是一般科，也是維護目視覺健康的世界趨勢，臺灣在追求國際化的前提之下，更是要與國際視光眼科專業接軌。

　　作者也回顧過去幾年返國服務，最初在中山醫大開課，也完成了幾個臺日合作的大型篩檢計畫，返美一段時間後，又意外在網路上邂逅亞洲大學霧峰學，蒙課程主持人廖淑娟圖書館長邀請作者到校演講，後來演變成霧峰農會黃景建總幹事，建立民生故事館，紀念含先父在內的

1945 年 1 月 12 日神靖丸戰歿人員，然後又應亞大視光曾榮凱主任相邀至系裡助陣，接下來還有鄭靜瑩教授和她的臺灣低視能防盲學會、廖思婷 OD 和臺灣眼視光學會也都來支持，這些都是難得的緣分。作者離開臺灣將近半世紀，但在臺服務的這個期間，每次飛機抵臺落地的瞬間，就像是出國出差後回到家，當然這幾年也交到了很多好友，常喝久違的台啤（反正不開車），搭了無數次高鐵（經驗過從一上車只有寥寥幾個乘客，到現在的班班客滿），也很榮幸的補足了人際網絡，而每次返回波士頓，都帶回永遠的故鄉臺灣的美滿回憶，無法形容的感激，在這裡謝謝各位。

鄭宏銘

完稿於波士頓，2020 年聖誕節

前言

Optometry 一字的希臘原文意爲視量學，refraction（驗光）僅爲其運用技術之一，refractionist 是指驗光執行者，但並無此職業，因此本書除了目前法定名稱外，亦循國際慣例使用視光師（optometrist）一詞。這種視光／驗光命名上的困擾，是臺灣開始設立視光學系時，有國際化與本土化的考量，後者即僅爲訓練眼科技術員，如日本的 ORT（orthoptist）。但這樣的模式與臺灣醫療國際化的努力脫節，基本上，臺灣應該還是以教育預防眼疾的第一線保健人員爲主。

臺灣的驗光師法施行，踏上從商轉醫的第一步，特別是規定驗光所的成立，事實上就是依照 1970 年之前美國式的無藥物 Doctor of Optometry（OD，眼視光博士），或麻薩諸塞等數州一度稱爲 Level-1 OD 的執業模式。此模式再教育後升格到 level 2 就可以使用診斷用眼藥（diagnostic pharmaceutical agents, DPA），到教育制度改變升格至 level 3，已可開出治療藥物處方（therapeutic pharmaceutical agents, TPA）及執行小型手術，而多數州現亦改稱 OD 爲 optometric physician（視光眼科醫師）。Level 1 和 2 目前在美國均已絕跡。但在臺灣，level 1 還是一個極好的起點，而且，鮮少引起大眾注意，也有了解視光專業重要性的眼科醫師參加並通過臺灣驗光師國考，這等於是 level 4，視光科與眼科合體，可以稱爲「視眼雙科醫師」。

由於臺灣民眾教育程度普遍提高，國際觀放廣，加上網絡健康資訊

豐富，對視光師的要求也會相對的提高。從比例上來說，目前臺灣視光師／生的人數（約 3000／7000 人）比眼科專科醫師（約 1000 人）多幾倍的情況下，能夠運用如此龐大的人力資源，來提供第一線維護病人眼睛健康和保護視覺的完整性，雖然有執業範圍上的限制，偏重於眼疾篩檢，但也屬合理。未來制度的改變總還是要建基於教育提升、臨床訓練與國家需要，但已經可以看得到在知識大爆發的現時，各種眼科手術、視光科技亦是突飛猛進，整體視覺健康領域是已經到達眼科與視光可以同時晉級的時候，兩科分工並合作，各施所長，對病人來說是一大福音。

　　所以在臺灣的驗光作業程序是：一個病人到視光所，接受無藥物視覺健康檢查。如果一切正常，視力可以矯正到 1.0 或更佳，即以驗光結果出配鏡單或處方，如果不能矯正到 1.0 或發現視野有缺陷，就要探討原因。此時，視光師靠自己的專業學識與臨床經驗，或在眼科醫師的支援和指導下，依病情的檢查來做更進一步的進行，然後依病徵及疑似的病變，轉診眼科各專科，或送診至其他醫學專科處理，這種療程最是理想。

目錄

序

前言

第 1 章 ｜ 視光的專業發展 1

第 2 章 ｜ 低視力照護原則 17

第 3 章 ｜ 臨床隱形眼鏡配鏡 29

第 4 章 ｜ 基本臨床技術 39

第 5 章 ｜ 常見於中老年人的眼病 49

第 6 章 ｜ 青壯年人常見的眼睛問題 95

第 7 章 ｜ 幼兒少年學童的視覺 107

第 8 章 ｜ 各年齡都會發生的問題 131

第 9 章 ｜ 基本內科學知識 137

第 10 章 ｜醫療之法律方面常識 181

第 11 章 ｜為古人檢查眼睛 185

第1章　視光的專業發展

　　毫無疑問的，臺灣視光在有法律認定後，立即有相當程度的職業保障。可是立法與專業的建立差距甚遠，特別是臺灣視光既無「已定內涵組織」（infrastructure），民間又無「已有看診文化」，從零開始並不容易。

　　我們可以參考美國麻薩諸塞州法的例子，[1]就可以了解其內涵組織乃是全州個人獨立或多人合夥之診所，法律本身從診所必備儀器，到檢查項目，甚至於廣告形式，招牌大小等等都有規定，這些倒並不是政府管太多，因為很多條文是出於公會自律，遊說州議會後立法。事實上一紙執業執照也僅是資格認定，並不代表實際水準。目前臺灣就是處於這個階段，但眞正踏實的作業才是職業核心。

　　可是有組織及法規還不夠，同樣重要的是民眾的接受度，因為從文化習俗來說，一般美國民眾有視覺或眼疾病問題，會先找鄰近熟識的 OD（俗稱「eye doctor」）處理，因為臺灣自古沒有視光這一行，所以病人多半直接到私人眼科診所，或到大醫院眼科求診。要配眼鏡時就到眼鏡行，並無眼睛視覺保健的概念。

　　所以改變看診文化，促進臺灣民眾接受預防勝於治療的觀念，也是為了保證視光師職業的未來，一定要把視光師先定位成為「眼

1　https://www.mass.gov/files/documents/2017/10/23/246cmr3.pdf

睛照護臨床工作人員」，以下稱爲 "primary eyecare clinician"。教育民眾視光業乃是站在視覺保健的第一線，接受全盤視覺檢驗後，才能知道問題的癥結在哪裡和情況的緩急，這樣視光師才能夠替病人解決問題。病人們也才能了解何以生理、解剖、生化、病理、藥學、眼科學和內科學等都是視光主修的課程，再加上各種視光領域的測驗原理和結果的判讀，這才是完整的視光臨床訓練。

視光教育的目標就是讓學生畢業後，很有自信的成爲一個 primary eyecare clinician。一旦視光臨床模式普偏進行，建立口碑和品牌，民眾自然也會了解 primary eyecare 的層次，遠高於顧名思義的驗光業。

以上都要靠執業者自己的努力。再度強調的是，臺灣視光進入新時代，主要任務就是預防＋保健＝避免眼疾之加重及惡化。而且不可忽略的是近年各種診斷儀器的進步，更是快速的改變以及擴大了視光作業的範圍。

本書從各種執業模式開始討論，繼以各種檢查技術，加強基本臨床知識並以內科學爲基礎，有助於視光畢業生在國考及格後挑選：(1) 自行開業；(2) 至眼科特別是低視力科服務；(3) 甚至出國深造追求 OD 或 PhD 學位。醫學永遠在進步，所以也鼓勵各位上網自我學習，踴躍參加後續教育，保持一定程度的新的專業知識。俗語說 "Knowledge is power!" 能夠善用知識爲病人服務，正是臨床工作人員（以下簡稱 clinician）的職業使命。

至於執業模式可以分兩大類：

1. 醫院眼科視光部門操作。

2. 視光診所的成立。

1.1 醫院眼科附屬的視光服務

大型的視光服務可以分成兩種，一為眼視光中心（vision/eye center），另一為醫院眼科附屬視光服務部門（hospital-based optometry）。

理論上，在臺灣可以成立獨立的眼視光中心，但與國外模式相比，會是不盡相同，因為臺灣目前不會是與眼視光人員有診斷權及藥物處方權的國外地區相同，如美國、香港、澳紐，甚至中國。

我們可以看看美式視光臨床教育的演變與發展：如 UC Berkeley/SUNY/USC/Univ of Houston School of Optometry 均屬大學系統，但均非醫學院的一部分，New England/Pacific/Southern/Nova College of Optometry 等都是獨立的私立學院，只有 UAB School of Optometry 是公立醫學教育的一支，其基礎課程與醫科牙科共同。可以說美國視光學院的臨床訓練是在自己的視光眼科中心進行，但與醫院醫療系統搭線的臨床訓練則多與校外，如附近的榮民醫院合作。

所以臺式獨立性視光中心競爭力不高，如果視光中心的醫療負責人（medical director）是眼科醫師，那基本上就又回到醫院眼科附屬的視光服務模式。

當然醫院，特別是醫學中心的眼科，因為設備比私人診所齊全，服務也能比較廣泛，視光如何融入臨床眼科，已經有一例，即亞洲大學附屬醫院的眼科及視光中心是全國唯一「臨床訓練基於本校醫院的視光系」，與上述 UAB School of Optometry 相近。

但是臺灣目前醫院眼科，甚至私人眼科，並沒有真正讓視光師

施展學校訓練出來的身手，主要的任務還是經營光學部，依照醫囑配鏡，是所謂輔助醫務人員（paramedics），也有進一步協助低視力病人試用輔具的作業，但還是因為院方並不深入了解，也就不能利用到視光的各種專長的主因。

以下列出附屬在醫院的視光服務部門的主要組織，也就是基於視光專長的服務項目：

1.視覺分析部（Vision Analysis Services，包括先進儀器操作與數據判讀）

篩檢部可以分成：

(1) 從取得病人主訴開始，測量視力、眼壓、裂隙燈眼底鏡檢查／影像、驗光、視覺功能調查（註：也就是自主 primary eyecare 驗光所的作業，詳見下一節）。

(2) 從眼科轉診做需要的進一步測試，如高級視野儀（advanced perimetry）、光學結合斷層掃描儀（OCT）、眼底照相（fundus photography）、腦／網膜電波儀（VEP/ERG）、眼底雷射掃描眼底鏡（scanning laser ophthalmoscopy, SLO）、角膜地形儀（corneal topography）。（註：自主 primary eyecare 驗光所設備是否包括此項中的重要儀器，是個人發展臨床專長的選擇。）

於此，也同時談如何散瞳，目前在臺灣應是按照醫囑行事。

在眼科就業的驗光師的散瞳知識極為重要。臺灣大舉使用阿托品（atropine）治療學童近視，因為由阿托品散瞳鮮少引起急性青

光眼，也無報告和記錄，[2]當然臨床判斷如果病人的眼角隅異常狹窄，那是要避免散瞳。以此標準類推，一般非阿托品的散瞳劑，如 tropicamide，其散瞳藥學作用雖不盡相同，但最終虹膜根部縮擠隅角的影響則是一樣，因此短期使用如 tropicamide 應亦無引發急性閉角性青光眼的可能。[3]

　　一般散瞳是發給病人一張衛生紙供擦拭溢出的藥水，首先點麻醉劑如 proparacaine 減低角膜的刺激感，等待兩分鐘，點 tropicamide，等一分鐘，再點 cyclopentolate（或者 phenylephrine）。兩分鐘後，繼續 tropicamide/cyclopentolate，最後又點一次。然後約等 30 分鐘，瞳孔開放之後就可以開始檢查眼底。散瞳藥物選擇也是依主治醫師偏好而定。上述這個流程是為了儘量放大瞳孔，檢查眼底時有此必要，但收瞳時間會相當久，有時要一兩天。也可以只用 tropicamide 點 3 次，收瞳會快很多，大概一兩小時即可復原。有的病人檢查眼睛後還得上班，有的沒大小事需要處理，所以看情形而定。麻醉藥像 proparacaine 會引起角膜形態變化，所以有時也得避免。其實這些眼藥刺激性都很低，時間也短暫，長久臨床的觀察一向知道病人極少到痛不可忍的地步（從 0-10 痛感，約 1-2）。

　　一般除了請病人自帶墨鏡來就診外，診所也可以提供簡單拋棄式濾光眼鏡，或診察結束後，點用效果不是很好，副作用也多，現

2　https://bmcophthalmol.biomedcentral.com/articles/10.1186/s12886-016-0297-y

3　https://www.ncbi.nlm.nih.gov/books/NBK541069/

在已經很少使用的收瞳劑 Rev-Eyes（dapiprazole）。

2.兒童視覺部〔Pediatric Vision Services，含視覺復建（vision therapy）、**極端視覺障礙照護**（care for profoundly impaired）、近視診所（myopia clinic）〕

每一臨床中心都需要一個重心，兒童視覺與學校學習息息相關，會是眼視光中心的主題，所以資源也應當集中在這一部門。

(1)近視診所（Myopia Clinic）以防治（prevention and treatment）爲主要任務，含光學／藥學矯正。

(2)極端視覺障礙照護中心（Center for the Profoundly Impaired）是與視障特教結合（但重心在眼科診斷及視光處理的結合，並提供遺傳諮詢（genetic counseling）以及發展未來根治辦法）。

(3)視覺復建科（Vision Therapy Service）以矯正輻輳機能不全（convergence insufficiency）爲主，輔以聚焦不足（accommodative insufficiency），失用性弱視（amblyopia ex anopia）及斜視性弱視（strabismic amblyopia）的處理。這些是視光的傳統領域（但也有由與協助眼科醫的視軸矯正師（orthoptist）進行）。

學童學習障礙根據 AOA Clinical Practice Guideline: Care of the Patient with Learning Related Vision Problems，[4]其廣泛性相當高，下引是已經認同的概念：

• 視覺效率（雙眼、聚焦性、運動性）問題的普遍程度處

---

[4] 見 https://wowvision.net/wp-content/uploads/2014/08/CPG-20.pdf

於 15% 至 20% 的範圍之內。〔The prevalence of visual efficiency (binocular, accommodative, motility) problems are thought to be in the 15-20% range.〕

- 據報導，有 60-80% 的視力障礙者發生聚焦性功能障礙。（Accommodative dysfunctions have been reported to occur in 60-80% of individuals with vision efficiency problems.）

- 輻輳機能不全（CI）是最常見的雙眼視覺異常之一。（Convergence Insufficiency (CI) is one the most common binocular vision anomalies.）

- 眼動能力不足與學習問題有關。（Deficiencies in ocular motility have been associated with learning problems.）

至於視光在處理閱讀失能症（dyslexia）的角色，就是要預先排除上列的問題才能續行。

3.成人低視力部（Low Vision Service）

絕大多數的低視力病人患有視網膜病，除網膜病本身的治療，在就診時的視力檢查發現針孔（pinhole）視力轉佳，也就是還有改良的可能，常常也就轉診到低視力視光科，很多這類病人都是初次遭遇視力視野上的損失，心理上還是不能夠調節，所以期望過高，有時完全不能符合現實。這樣會產生幾個情況：(1) 多半是希望一副眼鏡就能解決問題；(2) 有的擁有各式輔具，但無一滿意；(3) 也有病人期望能立即接受報章雜誌、網路報導的最新治療方式。

低視力輔具一般健康保險並不給付，如果是訂做的，價錢高，病人不滿意時也無法退給廠商。所以一定要跟病人（及監護家屬）詳細解釋輔具的功能和限制。能夠接受這種事實的病人比較合

適，一般會察覺到視力雖只是有限度的改善，但也能改進生活品質。另外，輔具使用的訓練極為重要，適當的訓練能改善病人的輔具使用效率，只是非常的花時間，有的視光師，乾脆交給職療科專業處理。

4.隱形眼鏡部（Contact Lens Services，**包括美瞳用及特製**）

基於醫院眼科或眼視光中心的「隱形眼鏡部」，除了配廠家發展的美容用隱形眼鏡之外，clinician 們要達到能夠自己設計並能裝配特殊鏡片的地步，例如：

- 無水晶體病人（Aphakia）（例如天生性白內障（congenital cataract）、早產兒開天窗式玻璃體切除（ROP open-sky vitrectomy））。
- 高度 / 不規則散光（High/irregular astigmatism）（如圓錐形角膜（keratoconus）、屈光手術複雜症（post-refractive surgery complications））可以使用鞏膜隱形眼鏡（scleral lens）、硬式透氧隱形眼鏡（RGP lenses）。
- 人工瞳孔 / 無虹彩膜眼（Artificial pupil/aniridia）可以使用不透光隱形眼鏡（opaque lens）。
- 矯正紅綠色盲的單眼（X-chrome lens, monocular, for red-green deficiency）、近視角膜整形鏡（Orthokeratology lenses）（reverse-geometry，矯正近視用）。
- 隱形眼鏡望遠鏡（CL telescope）（即改造型伽利略望遠鏡 modified Galilean telescope），放大倍數可到 1.3-1.9：

Contact lens telescopes		
Objective	Ocular	Magnification
+15.37	-20	1.3
+20.7	-30	1.45
+25	-40	1.6
+30	-50	1.75
+31.62	-60	1.9

　　能配這些鏡片，在自主驗光所的美瞳用隱形眼鏡（cosmetic contact lens）處理更是能駕輕就熟。

　　5.光學部（Optical Service，包括低視力輔具選用，矯正複視菱鏡（prism lens for diplopia））

　　當然還是得提到設立眼視光中心光學部。簡單的說，並不是設在醫院的眼鏡店。外面的眼鏡行多的是，也不需要多這一間。所以光學部主要任務是服務特殊病人，當然也是訓練視光師，及學生自己能設計特別眼鏡及隱形眼鏡。再者，有興趣設計眼鏡、鏡框、鏡架的，也可以在這裡大舉運行。

　　特殊眼鏡如以棱鏡處理，因眼外肌、高血壓，或腦損傷如腦中風，而引起的雙眼複視（binocular diplopia）。使用綜合視光檢查儀（phoropter）量出棱鏡度後，可以處方棱鏡眼鏡，或暫時性的

Fresnel（Augustin-Jean Fresnel, 1788-1827）棱鏡。[5]

一般老年病人的棱鏡配用原則如次：

如果是無症狀的輻輳機能不全外隱斜（convergence insufficieny/exophoria at distance）多不需配用棱鏡，但輻散機能不全（divergence insufficiency/esotropia at distane）就需要 base-out（BO）水平棱鏡矯正，這些病人的近距離測試結果則多為無眼斜（ortho-）或內隱斜（eso-phoria），需處理。

垂直向的隱／明眼斜（phoria/tropia）均需以棱鏡矯正，否則病人需要調整頭部，或偏或轉以避免複視，當然如果無主訴抱怨，就不需處理。臨床上，低於 5 菱鏡度（prism diopter）的隱眼斜（phoria）矯正效果最佳，手術矯正眼睛部位亦無不可，但應是最後的選擇。

當然任何眼外肌麻痺都會引起複視（diplopia），起因是 3rd、4th 或 6th 顱內神經（cranial nerve）供血有問題（還有其他病症如高血壓、糖尿病、重肌無力、甲狀腺亢進、腫瘤等等也會引起雙眼複視），需要釐清的是有時起因不同，要肯定是驗光性或眼軸性的兩眼度數差異（anisometropia）所衍生的 anisekonia（即兩眼網膜投影影像大小不同），以兩眼對比測量儀或軟體測量，如果差別超過 5%，病人基本上無法融合兩影像，結果是兩眼網膜影像不符的複視（double vision from retinal disparity）。[6]在弱視病人，或特殊病例，如深度近視眼單眼白內障開刀，但另一眼因為角膜內膜細胞過

5　https://mathshistory.st-andrews.ac.uk/Biographies/Fresnel/

6　http://www.opticaldiagnostics.com/info/aniseikonia.html#testing

少（< 1,000 cells/mm^2）而不能開刀，這樣也會發生 aniseikonia，處理上雖然有人認為要按 Knapp's Law 進行：

"If a patient an axial anisometrope, then it is better to correct them (aniseikonia) with spectacles to give them the same image size on their retina. If refractive anisometropia (difference due to refractive power of the cornea/lens) then it is better to correct them with contact lenses."

翻譯：「如果患者患有軸性屈光差異，則最好用眼鏡矯正，以使其在視網膜上具有相同的圖像尺寸。如果是屈光性屈光差異（由於角膜／晶狀體的屈光力有異，而引起的屈光不正）則最好用隱形眼鏡矯正。」

但從作者的臨床經驗來說，這類病人還是應以隱形眼鏡處理為主。

至於眼軸可以使用 IOL Master 測量，但如果無法使用角膜麻痺劑進行，可以比較兩眼的角膜弧度，兩眼差異甚大時，可以大致判定眼軸長短不同。

義眼：雖非低視力輔具，但也是可以提供的服務。

眼球摘除後，代之以含無數小孔的羥基磷灰石（hydroxyapatite）圓球，並縫上眼外肌。新生血管長入球內小洞後，即能完全固定位置，此時蓋上義眼（右圖），外觀幾乎與常人眼睛無異。義眼專業人員英文名為 ocularists。

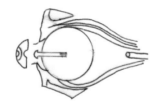

1.2 設立獨立自主 primary eyecare 驗光所

　　Primary eyecare 驗光所要有三個區，(1) 預試區（pre-test area）、(2) 檢查室（examination room），及 (3) 光學部（optical dispensary）。

　　預先測試區一定需要的裝置是 (1) 自動屈光角膜測量儀（autorefractor-keratometer）、(2) 無接觸性眼壓儀（NCT, non-contact tonometer），和 (3) 桌上型視野測量儀，如 Humphrey FDT frequency doubling technology 或類似的視野儀。

　　檢查室裡的基本裝備最要緊的是一臺名牌裂隙燈，光學品質高也比較耐用，可以用到退休。

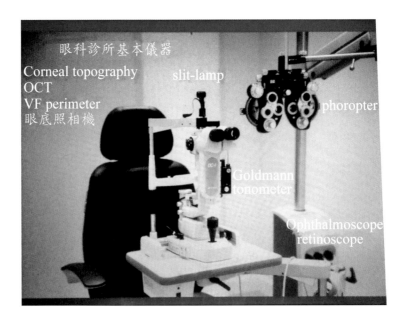

　　光學部就是依法附屬於驗光所的眼鏡部，也不需要眼鏡行的規

模，雖不一定要走高檔路線，但千萬不能用劣質品，這方面可以請教平常一定會上門來的眼鏡框及鏡片供應商推銷員。如果你要與眼鏡行合作，那麼檢查室必須有獨立通道，以便病人自由進出。重要原則是：保持獨立，你是你自己的老闆，不受制於人。

　　病人的預先測試可以自己負責，所以儀器可置於檢查室或放在另一區，依照每天病人數而定。如果實在太忙無法分身，任務可以交給受過訓練的技術員。病人安排最好是預約制，如有空檔，無預約的當然可以接受。畢竟驗光所也得要有效率的經營。美國式每個新病人檢查約需 30-40 分鐘，隱形眼鏡新病人約 1 小時，回診病人約 15-20 分鐘，時間就是金錢，依所費時間收費。特別檢查還需另外收費。給病人的帳單應該列檢查項目，依 Current Procedural Terminology (CPT) procedural codes 操作規程碼細分，診斷則按 International Classification of Diseases (ICD)-10 列項。從「驗光不要錢」進化到採取已開發國家的收費制度化是有點困難，但是打著 primary eyecare 旗幟，全國驗光師／生都跟進，建立服務口碑，通過媒體宣傳，教育程度高的人會很快接受。不這樣做，念了幾年大學，還是賣眼鏡，實在說不過去。

　　我們也要採取眼科病人看診的最重要的 4 個 CPT 模式：

　　92004: Medical examination and evaluation with initiation of diagnostic treatment program; comprehensive, new patient, one or more visits.（新病人全盤檢查啟動診斷治療程序一次或多次受檢。）

　　92002: Medical examination and evaluation with initiation of diagnostic treatment program; intermediate, new patient.（新病人中程檢查啟動診斷治療程序。）

　　92014: Medical examination and evaluation, with initiation or continuation of diagnostic and treatment program; comprehensive, established patient, one or more visits. （複診病人全盤檢查啟動或繼續診斷治療程序一次或多次受檢。）

92012: Medical examination and evaluation, with initiation or continuation of diagnostic and treatment program; intermediate, established patient.（複診病人中層檢查啟動或繼續診斷治療程序。）

除了上敘 CPT 診斷時間的 4 個程序碼外，還得加病情的診斷碼，例如近視（myopia）= 367.1（舊 ICD9）或 H52.13（ICD10，此項即雙目皆為近視），然後還要加操作碼（procedure codes），如驗光為 92015，量眼壓為 92140 等等。三個碼合在一起，代表全部驗眼過程，也就是你送出的給病人或保險公司的按項計值帳單，也同時說明了眼睛檢查收費的原因。

所以不是一視同仁的要求健保或私人付同一個費用。

預先測試，除了引起病人及家屬的興趣也有宣傳作用外，只要幾分鐘短短時間，你就會有一組基本的情報：眼壓是否超高、視覺系統有無病變、大致的驗光度數，和最合適的隱形眼鏡選擇。再進一步，就是在檢查室運用在視光系學到的知識來展示專長了。

1.驗光所的格調和經營

很多時候，臨床經驗還是來自病人的「指教」。一次有個病人說，她看到作者洗了半天手才開始檢查她的眼睛，覺得此醫師可以完全信任。大家大概不會想到，病人也會觀察你的行為，做他們自己對你的判斷。

事實上，很多醫事服務場所都有一些基本規定，例如不許穿燈芯絨長褲（容易骯髒傳播微生物）、需要打領帶（禮貌上對病人的

尊敬）、看診前規定要刷牙漱口（原因自明）。

　　這些雖然都是小事，但病人會注意到這是一個診所的風格，是一個他們可以很放心的把問題交給此處處理的地方。

　　經營上也給大家一些概念，依美式：

　　(1) 鏡框售價是批發價的三倍，鏡片從批發價加值，如反反光、抗紫外線及加上各種濾光色。

　　(2) 重要儀器可以先租後買（lease with the option to buy），更貴的名牌如為 Optomap 的儀器是只能租用，每個月依病人數目繳費給廠商（超過基本數 100 人的額外人數就不需多繳），其他儀器也有類似安排。

　　(3) 與眼科醫和光學師們互相介紹病人時，需避免利害衝突，不能收介紹費。

　　(4) 驗光所的地點選擇也是門學問，可以交給熟悉地頭的房地產仲介處理。

2.檢查室的作業

　　我們回看一下，預試區能夠很快的知道眼壓、視野、初步驗光數據和角膜幅度，進到檢查室，第一步是了解病人主訴（chief complaint）以及相關的視覺與一般系統健康狀況問題，有無遺傳性眼病，目前使用的藥物為何等等。這樣我們才能知道病人「看不清楚」是生理、病理，甚至是心理的起因，然後開啟不同的療程。還有一點：病歷紀錄特別是名詞，最好是使用英文，這是醫學的共同語言。

　　我們先來整合一下，所謂的眼睛檢查（廣稱為 "eye exam"）到底包括了哪些檢查項目，根據美國視光學會的定義是：

- Patient History（病史）
- Visual Acuity（視力）
- Preliminary Tests（如深度視覺（depth perception）、彩色視覺（color vision）、動眼力（eye muscle movements）、周邊視覺（peripheral or side vision）及瞳孔反應（pupillary respond to light））
- Keratometry（角膜曲度測量）
- Refraction（驗光或屈光度測量）
- Eye Focusing, Eye Teaming, and Eye Movement Testing（即使用綜合視光儀（phoropter）測量聚焦（accommodation）、動眼度（ocular motility）及雙眼視覺（binocular vision））
- Eye Health Evaluation（眼疾病的判斷）
- Supplemental testing（其他必要檢查以確定原判斷）

　　至於病歷的處理，目前是傾向推行電子版，但是紙本還是盛行，因為後者個資被駭的可能性近乎零，不像電子版一被偷，就全盤完結。美國視光眼科界的紙本病歷表，除主訴之外，很多檢查項目是法律規定的，和一般醫師的描述性病歷寫法不同。有興趣的人還可以自己設計。

　　以上所述自主性的 primary eyecare 驗光所的操作，大家應該都有點概念了。視光業強調自主，以視覺保健為使命，配鏡次要，因此要避免利害衝突，不能受僱於以營利為主的眼鏡行或眼鏡連鎖店。

第 2 章　低視力照護原則

　　低視力照護（low vision care）是視光的一大領域，但臺灣一般對這方面的了解不足，認爲僅是教導病人使用輔具，因此特別加這一章詳細說明。

　　法定目盲（legal blindness）的定義是盡力光學矯正後，視力還是低於 0.1 或殘餘視野小於 20 度的情況。低視力的定義較廣，即平常驗光或手術後，視力視覺的問題無法完全解決，尚需高一個層次的照護。例如眼科界有一句半開玩笑的 "surgery is a success but the patient still cannot see."（手術成功，不過病人還是看不見。）與眼科合作的驗光師正是扮演讓病人在開刀後，還能重見光明的角色。但是除了這些病人外，大多數非手術低視力病人需要的是特殊的光學矯正法，這也只有驗光師才會處理。還有特殊教育制度下的近全盲學童們，除了教導如何使用輔具外，還需要提供給他們的父母家人遺傳資訊、新發展的藥物或手術技術，以及基因治療和幹細胞移植的發展趨勢。林林總總的，也只有視光教育出來的 clinician 們才熟悉的各種服務。

　　至於誰是臺灣的主要低視力病人，我們知道多爲網膜症患者，因爲根據 2008 年（也是較爲最近）的調查，[1]臺北市的盲人低視力病人登記手冊列有 6 大病因，均爲與網膜相關的病變。此前的調

1　https://www.ncbi.nlm.nih.gov/pubmed/18203096

查數據，白內障均居於第一位，但可能因爲可以手術治療復明，所以不再考慮。原文由最高頻率依次列出的網膜病爲：青光眼（glaucoma）（註：可能有很多未及時查出的正常眼壓青光眼）、視神經病變（optic neuropathy）、糖尿病視網膜病變（diabetic retinopathy）、夜盲症（retinitis pigmentosa）、老人性黃斑病變（age-related macular degeneration, AMD），以及近視性黃斑退化（myopic macular degeneration）。從 2008 年迄今，還沒有超過一個世代，所以這些頻率變化不會太大。此報告雖然不是臺灣全國性的普查，但大家會遇到的病例也應該會是近似。我們可以就從這些網膜病變開始準備療程。

　　網膜病變引起的低視力的處理原則是如此：(1) 先要知道失去功能的是網膜的哪一部分，最好肯定一下轉診醫生的診斷是否完全正確，以便啟動最合適的療程；(2) 其次，要知道可用的網膜位在何處，如 AMD 病例是在黃斑區邊緣，還是黃斑區外的衍生黃斑（是短期性的，有時位置會移動）；(3) 如果是靠近黃斑區，那就從放大著手，如果遠離黃斑，那就可能放大之外還需要利用棱鏡轉影。

　　平常用雷射掃描眼底鏡（laser scanning ophthalmoscope）就能夠很準確的決定病人是在使用網膜的哪一部分，在取決或設計輔具時會省掉極多時間。

　　還有，一定要詢問病人他們目前最需要的是想要看近還是看遠，滿足一個要求後才再來解決下一個問題。臨床上每一個案例處理時間都非無限上綱。因此大家要訓練自己，第一次看到的新病人要一小時之內取得解決方案。

　　其實網絡上資源相當多，很詳細的討論了如何處理青光眼的

低視力問題。[2]註解 2 網站中所提到的輔具事實上也可以運用在其他的網膜病，至少原理上是相同的。這樣大家就不必重新發明輪子（re-invent the wheel），累積下來的經驗可以大為利用。但是文章中說青光眼患者是有〔跟夜盲症（retinitis pigmentosa）一樣的〕「隧道式視覺（tunnel vision）」，所以只能放小，不能放大。這個結論不甚正確，臨床上還是要依照視野損失的程度來決定。還好長期青光眼病人的視野紀錄，均會在療程中有保留（才能知道治療效果），所以使用哪些輔具，放大或放小，還是依殘存視野而定。

　　還有，輔具的來源需要和在臺灣的供應商或代理商接洽。一般分為光學式及電子式，起先把輔具借給病人短期使用，到他們滿意時才銀貨兩訖。

各式光學式輔具，包括放大鏡（magnifiers）、顯微鏡（microscopes）、望遠鏡（telescopes）：放大倍數依照病人需求、工作距離、視野大小而定。	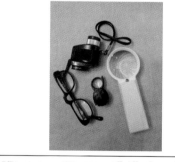
電子輔具，包括 CCTV（桌上型及頭戴型）、GPS navigational systems（如手機導航系統）。	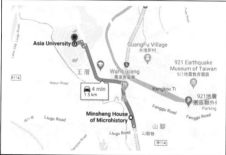

　　重要原則：(1) 低視力（low vision）是動態性的，輔具也是因病情變化而會有不同選擇，這點要通知病人，最理想的是更進一步的安排病人的轉診療程，例如糖尿病人的血糖控制是否穩定。(2) 在有中央暗點（central scotoma）的情況下，周邊視覺（peripheral vision）還是得要矯正，不能忽略。(3) 很多病人連視力表如 Snellen chart 能多看一個字母都是大事，所以臨床工作一定要盡力而爲。

　　至於網膜之外的組織，如角膜病變的處理法：嚴重的角膜病，多因爲內皮（endothelium）細胞無法重生，角膜因之無法避免水腫來保持清晰。像最常見的富克斯角膜營養不良症（Fuchs' corneal dystrophy）只有角膜移植一途。角膜移植失敗的話，可以考慮極端手術，移植人工光學輔具如波士頓人工角膜（Boston keratoprosthesis）[3]或骨齒人工角膜（osteo-odonto keratoprosthesis, OOKP）。[4]當然雷射視力矯正失敗的病例，需使用特別的鞏膜隱形眼鏡，錐形角膜需要用硬式隱形眼鏡等等，也都是臨床低視力學的領域。

　　富克斯角膜營養不良症（Fuchs' corneal dystrophy, FCD）的主要症狀是角膜齒槽（corneal guttae），40 歲以上的人，大約 5% 均有呈現此症狀。與第 18 染色體上的轉錄因子 4（transcription factor 4, TCF4）基因有關（基因眼疾，後詳）。

　　白內障因爲可以手術矯正，所以已經不再歸類爲低視力眼疾，

---

[3] 病人轉診訊息：https://www.masseyeandear.org/medical-professionals/keratoprosthesis

[4] https://www.ncbi.nlm.nih.gov/pmc/articles/PMC5903185/

但其術後的複雜症，常常引起低視力，簡單綜合：(1) 手術前，依白內障形態，驗光與視覺會改變，(2) 手術後，有些如眼內人工水晶體（intraocular lens, IOL）位置變動，次生白內障還是以手術修正，IOL 度數計算有差異時，可以再次驗光矯正，如有黃斑水腫，需消炎。

還有一些根據看診低視力病人的臨床經驗而得到的原則，應該交代，不過因爲是實際操作課程，以文字形容如隔靴搔癢，只能盡力詳敘。已低視力篩檢經驗的驗光師及同學們也可以與自己的經驗對比一下。

這些原則可以分成幾項：

1. 視力檢查
2. 如何驗光
3. 病人需求
4. 特殊處方
5. 爲病人／家屬解惑

各項細述如次：

1.低視力病人的視力檢查

依定義，低視力是一般設置於 6 公尺視力表的最大視標已經開始無法判讀，即在 0.1 以下。所以視力值只有將視力表移近病人，如 3 公尺處，再繼續測量。或者使用近距離視力表在 40 公分處開始測，一直挪近病人，到可以定量時爲止。一般要考慮的聚焦（accommodation）問題在低視力病人情況下，運用不上，也不重要，因爲需要知道的是在何種狀態下病人殘存視力爲何，而由檢查的處方，視力能進步到哪個地步。記錄時，可以寫下病人在某距離

可以看到最小的視標，以及是使用何種視力表。比較精確的當然是換算成視力值，這點基本學科均有提及，此處就不再贅述。

　　有一點臨床上很少人注意到的是病人疲勞因素，也就是隨著檢查時間，病人竟然視力下降，驗光時間過久，結果會比開始檢查時還差。這不但是何以病人常常抱怨眼睛用太久會很累的原因，檢查過程也應該要暫停，讓病人休息一下再繼續。

　　最不能忽略的當然是針孔（pinhole）視力，很簡單，需要知道病人視力能矯正到什麼地步，也就是終極目標。

2.低視力病人的驗光

　　這點是隨機應變。很多病人還能使用自動驗光儀或視光測量儀（phoropter）測量，一旦是偏視（eccentric viewing）或有眼震顫（nystagmus）當然只有以試用鏡片（trial lenses）＋視網膜鏡（retinoscope）操作。而且要大幅改變，初測試時，從 +1.50 加減 3 到 6D，如果見不到眼底橘紅反光，再進一步加減 3 到 6D，一直到見到反光，然後再訂中和（neutralize）點。很多時候會發現病人以前的驗光度數錯得相當離譜。

　　尚需注意的是檢查室越暗，網膜鏡（retinoscope）反光越亮，越容易達到驗光終點。但這個終點也就是度數再細調的起點。

　　利用偏視（eccentric viewing）的病人因為使用的網膜部分已經不是黃斑區，所以驗光度數有時不合光學常理，是有點詭異，有挑戰性。

　　另外的因素是病人的眼介質（ocular media）並不一定是清澈的，也會影響到眼底鏡驗光的準確性。

3.低視力病人的需求

基本矯正原則是放大影像，問題是倍數升高，視界就變小，病人無法立即適應，有的根本無法接受。再者一般病人也希望外觀與平常人無異，都希望低視力輔具就是簡單一副眼鏡，這點與病人自尊心有關。至於電子輔具在家中使用，倒是接受性不錯。

所以處方上的考量是，看近的可以是眼鏡隱形眼鏡加上手持放大鏡的組合，看遠的就是手持望遠鏡，也就是說在必要時才使用，這樣病人的接受度會比看書時用的極近距離顯微鏡（microscope），以及裝在眼鏡框上的望遠鏡（telescope）還高。常常有病人一大堆輔具束之高閣，浪費資源和醫療時間。主要還是病人的意願不是我們能夠控制，但是可以利用重複訓練來養成病人使用習慣。

4.發展特殊處方

低視力輔具種類繁多，但未必適合病人的需求，所以要向又輕便又正常化的方向走。也就是讓病人使用因其個人化而訂做的輔具。隱形眼鏡的設計是最基本的一門學科。另外，眼鏡片上黏上 10 元硬幣大小的棱鏡、凸透鏡，外觀上看來完全正常，但是很實用，比暫時性的 Fresnel 菱鏡好得多。這個「黏」字，英文是laminate。臺灣不可能無這方面的人才可用，但可能要靠大家去發展聯絡網，靠自己努力設計，這樣的醫療技能就會與眾不同。

5.為病人與其家屬解惑

事實上這是最重要的一環。作者經驗是常常有轉診來的病人感謝為他們和關心家屬解釋病因，處理方法目的為何，預期結果又是

什麼。臺灣美國都一樣，醫師很少願意和病人及家屬交談。時間不夠當然是一大原因，但是多少也有「我解釋了你也不懂」的潛意思。但是民眾就診，是包括與醫師合作，處理自己的疾病，這是民眾教育水準高的社會中一定的趨勢。大家的臨床角色就是據病理解說，讓病人了解各種流程的意義，這樣來處理問題事半功倍，因為病人遵守醫囑的意願大增，而他們的感激更是不在話下。

　　大概大家也注意到，以上均是病人與家屬並提。這是因為低視力病人來就診時，關心的全家老小都會一起出動，不但當場觀察，還會提出問題，幾乎像是每一位都是病人。但也就是這樣，他們會是將來的病人，或者有病人由於他們的介紹，聞名而來。

作者經驗談

　　從以上，相信讀者們能分辨出低視力專家與操作儀器的技術員的差別在哪裡了。可能舉幾個作者個人（以下自稱「我」）的經歷中幾個例子來說明會更清楚：

　　我看過一個從墨西哥來的小學生。他罹患了第 4 期早產兒網膜病變（stage 4 retinopathy of prematurity），同僚網膜專家決定使用開天窗玻璃體切除術（open-sky vitrectomy）修補網膜，也就是先把水晶體取出，這樣才能清楚看到玻璃體，然後再切除一些拉扯著網膜的薄膜。一般來說，這樣處理過的網膜可以保留相當程度的功能。可是問題是此法無法移植人工水晶體，如果配眼鏡，那會是看遠用 +16 D，小男孩還要上學，看近的要 +19 D，又厚又重，同學們的嘲笑更加不可忍受。

　　解決辦法：依角膜弧度設計一副隱形眼鏡，供一眼看遠，另一眼看近（又稱 monovision）。處方交給隱形眼鏡公司特製。教導男孩母親如何為兒子戴上及取下鏡片，以及保持鏡片乾淨。小孩還很合作，大致無問題後，一家子返回墨西哥，訂一年後複診。這樣連續多年，必要時才換用鏡片。這個病例是用軟式的隱形眼鏡。理論上，透氧性高的矽質硬式隱形眼鏡比較理想，但裝配和病人適應需要很多時間，不適合遠程病人，再者 +16D 鏡片中心部分相當厚，透氧性自然減低，所以決定先以軟式處理。

　　家長的報告：小孩終於能夠正常的與其他小孩一樣成長。

　　我還看過不少錐形角膜（keratoconus）這種病例，其中一位是著名音樂家，有一次在芝加哥開音樂會之前，居然找不到自己的隱形眼鏡，急得電話來求救，替他安排一家製造商緊急特製，快遞直送，才能如期演奏。

　　學到了什麼呢，是這類病人最好要配超透氧的硬式鏡片，需要多配幾副，而且一定要交換使用，不然因為鏡片會改變角膜形狀，本身因為體溫也會變形，不交換使用，時間一久，備用的鏡片就不再合適。這個病人已經移植過角膜，最奇怪的是新角膜也錐形化，可見是生長素的影響。

　　替病人配硬式隱形眼鏡時都要考量到這點，一般以為鏡片掉了或破損，以原來處方再訂購一副就好，但多半會不合，最好先停戴至少一個月後，重新再配。

　　所以還是要提醒大家，低視力病人各式各樣都有，像前述錐形角膜病人，雖然已以角膜移植處理，但最終還是需要隱形眼鏡專業。同樣的，角膜、網膜，甚至青光眼白內障，不但病變開始，到手術前一路扶持，連術後，都還有不少病人有視覺重建的必要，長

期照護這些病人，才是低視力照護（low vision care）的眞意，並不是教導輔具使用而已。

低視力照護也有義診，像目前臺灣低視力臨床入門是學生到各啟明學校實習，的確是很好的訓練，但就是一種義診。這些弱勢病人都已到病變末期，近乎全盲，一般光學輔具不是十分有效，需要特別辦法才能有限度的改善，如不久前有長庚眼科移植人工網膜成功的報導，[5]也還需要一段時間才知道有沒有實效。可以說這類病人是在期待復明科技發展中，現時與可以預見的將來，但並不是低視力照護的核心。

現在來分享一些從前的趣事，也是說明臨床經驗，經驗當然是累積的，無法一蹴即就，但是可以學習。

1.有位來自鱈魚角的紡織品設計師患 AMD，給他一副 +6D 看書用眼鏡，讓他到候診室試看書報雜誌，沒想到不久後聽到他大呼小叫："I can see! I can see!" 這是我花的時間最少，結果最佳的一次。

學到的是，AMD 就是這樣處理，從 +6D 開始，一直到 +20D，輔具公司都有全套可以試用，要細調以便配合病人工作距離的話，可以使用試用鏡片（trial lenses）。

2.這些比較像是怪事：一位義大利醫生千里迢迢帶他的夫人來就診，主訴是開了白內障後，裝有 IOL，但視力還是不佳，是否有後遺症（如黃斑水腫）。用裂隙燈檢查，雖然 IOL 一般不容易觀察的到，可是實在不像兩眼有移植過 IOLs。驗光之下，竟是無水晶體眼（aphakia）的處方。所以應該是某一位義大利眼科醫生沒

5　https://health.tvbs.com.tw/medical/313277

有盡到責任了。另一個從南美洲來的新移民，主訴也是開白內障之後視力不好。裂隙燈一看，白內障明明還在眼睛裡，問了半天，病人堅持說，醫師跟他說白內障已經拿掉了。其實我看手術切除的是翼狀胬肉（pterygium），病人可能自己搞錯或被欺騙。

　　學到的是：病人主訴固然極為重要，事實上我們依其啟動流程，錯誤的主訴，我們就根據臨床實情修正後再處理。這當然也不必多說，已是常識了。

　　3. 誤導性的主訴：這有點複雜，因為病人大半輩子以為自己一眼視力不好，很難說是什麼時候開始，被不知是誰誤診，或根本是自己誤診自己。

　　一個是住波士頓近郊的男士，自訴視力模糊，有一眼是「全盲（totally blind）」，英文口語 totally blind 有時只是誇大形容視力非常不好而已，果然兩眼都可以矯正到 1.0，只是一眼近視度數較高。我猜想他每次檢查眼睛時都是這樣自訴，應該也有上過當的醫師。

　　另外一位是住康州的大學教授，自訴一眼自小就有弱視，現在想開白內障，這一眼用何種人工水晶體合算？較貴的可以矯正散光，但是否需要花這個錢？因為我們臨床原則，該矯正就得矯正，所以推薦了 toric IOL。開完刀之後，視力完全正常，哪有弱視？這個案例有點不可思議，大抵第一個為她驗光的不是很細心，但幾十年下來，居然人人將錯就錯，亦甚為奇怪。

　　所以檢查病人應該以自己的查驗結果為起點。

　　4. 也有出人意外的案例：我們學生時代臨床實習時，有一位同學跑來低聲的說，他無法用他的眼底鏡看到一個病人的眼底，也查無瞳孔反應，可是病人眼睛外觀明明正常，可否一起研究一下。

我很好奇的過去他的檢查室一看，原來是個栩栩如生的義眼。至於病人何以一字不提，大概除了惡作劇之外，也有臺灣式的我不必說，醫師應該什麼都知道的意味。

因此：(1) 不要慌張（Don't panic）；(2) 每一件奇怪的事，都有合理的解釋。

5. Charles Bonnet 在 1796 年就發現約 15% 長期低視力病人會有視覺幻像，比如看到一隻貓跑過視界或看到熟悉親友的臉孔，這是由於感觀剝奪引起，並非精神病，類似於病人截肢後還會感覺到截去肢體的痛癢（phantom limbs）。這就是臨床上一定會遇見的 Charles Bonnet 症候群。

因此，病人的形容，一般是有道理，不可輕易忽略。

第 3 章　臨床隱形眼鏡配鏡

　　臺灣的隱形眼鏡配戴史相當久遠，可以追溯到 1960 年代，有臺大醫院眼科醫師自日本引進鏡片開始。當時使用完全不透氣的 PMMA（polymethylmethacrylate）鏡片，但為了避免無氧引起的對角膜生理的影響，所發展出來的配戴法，不論硬軟式鏡片，迄今還是全盤運用。

　　本節略談基本隱形眼鏡配鏡原則，給在學視光學生們起個頭，同時也是替視光師複習，溫故知新。如眾所周知，配鏡時最基本的資料是病人角膜的曲率半徑（corneal curvature）、角膜直徑、上下眼瞼寬度，以及驗光度數。

　　角膜曲率半徑的量法甚多，例如已是近乎古董的光學式角膜儀（keratometerophthalmometer），到進一步的電動自動角膜儀（auto-keratorefractor），和電腦化的角膜曲圖形儀（corneal topograph）（註：角膜直徑還是可以用小直尺直接測量）。

　　有一點常常被忽略或忘記，但非常需要注意的是驗光度數超過 2.00D 時，因原測試是使用試用鏡框（trial frame）或綜合視光儀（phoropter）在離眼睛約 13 mm 距離處進行，所以需要換算到距離是 0 mm 時的度數，即位在角膜表面的測量值，否則鏡片度數會有誤差，或負值過強，或正值低估，會引起眼球調距過當的頭痛（asthenopia），這是一個可以完全避免的問題。還需要特別強調的是，觀察隱形眼鏡與角膜的相互關係時，絕不可少的工具就是裂

隙燈。

至於鏡片的選擇原理完全依照鏡片對角膜生理的影響而定：

現代隱形眼鏡片大致可分透氣性硬式（rigid gas-permeable RGP lens）及不同含水度的軟式（soft lenses）兩種。

RGP lens 的透氧度極高，指數 dK 在 61-100 之間，越高越好，有的甚至是 dK > 100，但也受到鏡片厚度的限制，因此鏡片互相比較時需除以厚度（t），即 dK/t。一般商業發售的軟式鏡片 dK 在 12-60 之間，偏低的是以 HEMA2-hydroxyethyl methacrylate 為質料的 hydrogel 鏡片，高的是含硒質（silicone hydrogel），兩者的透氧度又與含水度相關，實驗顯示 HEMA 的 dK 隨水分上升而上升，而 silicone hydrogel 反之，先是下降，到 70% 水分時才又上升。

因此選擇鏡片時需要考慮一些因素：

RGP lens 有很高的 dK，視覺清晰，鏡片可以使用很久，缺點是開始戴用時極不舒服，需要至少一星期的適應期。可以用於單光、雙光、散光（bitoric），以及角膜塑型術（orthokeratology）。

軟式的鏡片戴用極為舒適，也可以用於單光、雙光、散光。含 60% 水的 hydrogel lens 及 40% 水的 silicone hydrogel 比較廣為利用。特別是後者可以用於乾眼症患者，因為低水分鏡片比較不會與角膜組織爭奪淚液中的水分，而且透氧性遠高於高水分的 hydrogel lens。

接著談配鏡法：

隱形眼鏡的配法傳承自早年完全不透氣的硬式 PMMA 鏡片之配法，絕對需要配 "flatter than K"，這樣鏡片才能隨眨眼而上下移動（幅度約 1-2 mm），鏡片與角膜之間含代謝廢物的淚液，才能與外圍的新鮮含氧及養分的淚液交換。不能移動的鏡片會引發角膜

中心水腫（central corneal clouding, CCC）。現代的鏡片透氧，所以 CCC 已不再出現，但是必要的鏡片移動原則持續迄今。

　　所謂的 K 是角膜曲率（corneal curvature）的簡稱。如稱爲依照原則 "with-the-rule" 的角膜曲度是指如平放的橄欖球，垂直方向的曲度大於水平方向，後者是爲最平的 K（the flattest K）。隱形眼鏡的基本弧度（base curve）可以是定於 K（on K），或平於 K（flatter than K），但不可比 K 曲（steeper than K）：

Steeper than K 的結果是鏡片與角膜的中心部分積聚淚液，眨眼時，鏡片不會移動，無法與鏡片外的眼淚交換。	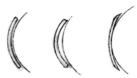
Flatter than K 的結果是部分鏡片與角膜無接觸，可以看到空隙，過平的話，眨眼時鏡片會脫落。但以此法配用的鏡片長期壓平角膜，取下後曲度一段時間能保持不變，因而有 ortho-K 之發展。	左：On-K 中：Steeper than K 右：flatter than K
On K 時，鏡片與角膜曲度較爲吻合，一般 RGP lens 即爲此配法。	

　　配 RGP lens 時，可以利用製造商提供的使用鏡片組（trial lens sets），或者驗光所如果可做角膜地形圖（corneal topography）時，可以模仿螢光素染色的結果，更是快速。

3.1 Ortho-K lens 的配法

要配 Ortho-K lens，診所要裝置角膜地形圖（corneal topography）儀器比較理想，這樣角膜中心部與周邊角膜，因鏡片引起的變化可以一目了然。老古董式的角膜儀（keratometer）或眼膜曲率計（ophthalmometer）亦無不可，並不妨害 ortho-K 鏡片的設計，主要是需要知道角膜中心 3mm 的曲度 (A) 及其顳（太陽穴）方，水平方向的邊緣角膜弧度 (B)。A 是病人正視儀器中心視標時，所得的最平之 K 數值，B 是病人向右方偏視儀器上另一視標時，所得的 K 數值，而：

$$[(A - B) \times 2] + 1 = 可矯正的近視度數$$

例如 A = 44.50D，B = 42.50D，則可矯正度數爲 (44.5 − 42.5)×2 = 4，再加 1，是爲 5.00D。

Ortho-K 療程開始，到一段時間後期待角膜壓平保持穩定，所以 A 值會減少到一個程度，而 B 值不變或略增。

由於有的隱形眼鏡公司可以提供試用鏡片組，可以由此開始進行。鏡片設計的原理是按照日用或夜用，而略爲不同。

例如博士倫的夜用鏡片分爲數區（參見右圖）。基本弧度區 7.30-10.15 mm，reverse curve 區曲度爲 5.0-9.0

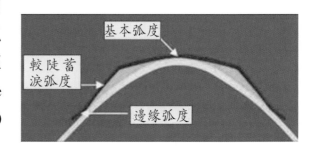

基本弧度

較陡蓄淚弧度

邊緣弧度

mm，並依驗光度做比例調整，再加上邊緣區，曲度介於前二者之間。鏡片直徑是 9.6-11.6 mm，dK = 85。中心厚度為 0.20-0.32 mm，比平常單光鏡片略厚，應該可以避免隔夜鏡片吸附在角膜上的難題。但另外一個問題是有感染的可能性。因此夜用 ortho-K 鏡片在眼科診所進行會比較理想。矯正的範圍是近視 -1 到 -5D，散光至 -1.50。

日戴鏡片的設計比較單純，舉個例子：

鏡片中心區（CZ）直徑 6-7 mm，鄰接的邊緣區（PZ）的寬度為 1.2 mm，曲度比中心區的基本弧度少 3D，再其次就是最邊緣區，即寬 0.6 mm 的斜角（bevel）區。鏡片直徑 9.6-10 mm。

制定這些參數的原因是：(1) 日間戴用時，如果 CZ 小於 6 mm，雖然中心角膜塑平較快，但病人視覺會受到界面的干擾而出現複像，如果大於 7 mm，就無塑平之效，因此 CZ 要在 6-7 mm 之間，6.0 及 6.5 mm 最是理想。(2) ortho-K 法最重要的是保持鏡片處於角膜中間的位置，此乃靠 PZ 曲度來維持，但是又不能太緊，每一次眨眼，鏡片要能移動 1-2 mm，所以少 3D 是起點。

理論上日間戴用的方法可以矯正到 -8D 的近視，但是 -3D 或更輕的近視是最快見效（如有散光，最好低於 -1.50D，如超過，例如是 -3.00D 的病人並不適合 ortho-K）。

這種配法是漸進性，一般估計是每矯正 1D，需要一套鏡片。高度近視需要多套鏡片，第一套的基本弧度要比最平的角膜 K 平 1-3D（依近視度數從淺到深而定），而每一套比前一套的基本弧度平 0.5D，到角膜中心曲度穩定，摘下鏡片後數小時能維持近於 1.0 視力時為止。

以例說明：假定病人近視為 -2.00D，最平的 K = 45.00D，那

麼需要兩套：

	度數（D）	基本弧度（D）	鏡片直徑（mm）
第一套鏡片	-0.50	43.50	9.6
第二套鏡片	平光	43.00	9.6

　　療程是如此：第一套鏡片戴上後，立即進行裂隙燈檢驗鏡片是否合適，在 1-1.5 小時後複查看有無變化。如果角膜已經平化，那麼就需要換第二套，否則需再戴 1-2 天後複查，第一天戴 4-5 小時，然後每天增加 1-2 小時。

每一套鏡片一開始時應該是這種形態，即 CZ 部分因為鏡片壓在角膜中心上，所以無螢光素聚積，但 PZ 因為比基本弧度陡，因而有色素聚積（螢光素圖由博士倫提供）。	
到角膜中心平化後，相對說來，鏡片曲度已經變過陡，鏡片與角膜之間產生間隙，因此有色素聚積，此時應該換用下一套鏡片。	

　　近視度數高的病例需要每週更換鏡片。取下鏡片時測量 K 值及驗光，如果 K 不再變化，而驗光度數近乎平光（plano），繼續戴用最後一套鏡片，每 2-3 天戴一天，看無鏡片但視力維持近於 1.0 的可用時間之長短。如果病人滿意，角膜亦保持健康，就可以考慮處方維持鏡片（retainer lens），這一套可以是最後用的一套，也可

以換成有相同基本弧度的，但 CZ 大於 7-8 mm 的單光鏡片。

　　如果病人希望鏡片夜戴，可以使用 ortho-K 成功的最後一套鏡片。

3.2 軟式隱形眼鏡的配法

　　一般說來，幾乎所有隱形眼鏡公司發售的單光美容（cosmetic）鏡片，都依基本弧度分類，如 8.3、8.6 及 8.9 mm，鏡片直徑依廠商固定為 14、14.2、14.5 mm 等等，度數如近視用鏡從 -0.50 到 -6.00，以 -0.25 步步增加，> -6.00 的鏡片以 -0.50 步增至 -9.00。遠視的散光用（toric）及雙光（bifocal）鏡片也是以同樣的系統分類，僅度數上有各式排列組合而已。因此一般病人配鏡時，鏡片選擇上極為方便。特製隱形眼鏡的設計亦依病人角膜及驗光度而定，例如此鏡片是為一無水晶體（aphakic）病人而配，Rx = +21.50（下圖）。

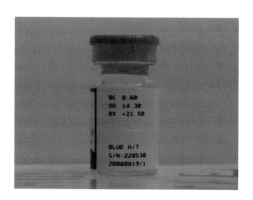

　　臨床判斷鏡片之合適度是依幾個原則：(1) 鏡片位置是否符合

角膜正中，而眨眼時會移動 1 mm 左右，如果位置偏於角膜下方，表示太鬆，要換用基本弧度值較小（短）的鏡片，如果偏角膜上方或眨眼時，鏡片並不移動，那麼要換用基本弧度較長的鏡片；(2) 視力是否達到理想的 1.0（假定驗光矯正結果是 1.0），否則需要做 over-refraction 以調整度數；(3) 如果鏡片有點小，比如 8.6/14.2 已經很好，但病人看左右方時會感覺到鏡片邊緣，那麼可以加 0.5 mm，改直徑為 14.7 mm 的鏡片，此時基本弧度要改較平（長），加 0.3 mm 成為 8.9 mm，所以 8.9/14.7 應該是較為理想的鏡片。

散光（toric）及雙光（bifocal）鏡片裝配原則如下：

散光鏡片依柱狀（cylinder）軸選出帶上後，觀察鏡片上的軸指標（各公司產品不同，多為 1 條線），如果指標偏左，需要加軸度，偏右時要減，這就是所謂的 LARS（left add, right subtract）原則。	雙光鏡片的設計也是各公司不同，有的中心用以看遠距離，中心外的幾個環是近距離之用，有的是反過來。但佩戴原則一樣，可以雙眼均配雙光，但是仿單眼融視法（mono-vision），即優勢眼戴單光看遠距離，另一眼戴雙光，視力比較理想，成功率高。當然單眼融視法一眼看遠，另一眼看近，都用單光鏡片也是一個選擇。

3.3 鞏膜隱形眼鏡

這種隱形眼鏡常用於矯正不規則角膜，例如錐形角膜（keratoconus），或有極度乾眼症，例如 Sjögren 症候群、Stevens-

Johnson 症候群的病人。鏡片直徑約 16-20 mm，因為接觸點主要是鞏膜，鏡片也不會移動，所以舒適性高，而且中心涵蓋整個角膜，因此視力亦甚佳。但因為鏡片蓋住了幾乎整個眼前部，所以其透氧度非常重要，需採用高 dK 材料製作，角膜與鏡片之間留的凸透鏡形空隙，由淚液注滿可以保持角膜溼度，因此有的鏡片上開了一個 1mm 直徑的孔，以利淚液的交換。鞏膜鏡片（scleral lens）多使用廠商提供的不同基本弧度的試用鏡片組開始裝配，但也有可以從角膜地形圖（corneal topography）的數據直接製造。

第4章　基本臨床技術

4.1 無藥物 level 1 驗眼的限制

簡單的說，無法使用診斷藥物表示無法執行一些檢查程序，因此有可能會無法避免診斷錯誤。細述如下：

1.散瞳劑的使用

我們從視光演進史上來看，美國 level 1 OD 是 1970 年才經由立法途徑開始使用診斷用眼藥，特別是散瞳劑。原因也很簡單，因為有時病人視力無法矯正到 1.0，在尋找原因時，最不能排除的可能性是網膜邊緣是否有病變，很明顯的，不能散瞳就不能看到整個網膜。美國眼科公會則認為 OD 們 (1) 無使用藥物的訓練，以及 (2) 不會使用雙眼間接眼底鏡（binocular indirect ophthalmoscope）（當時檢查網膜的標準工具）。但是所有視光學院的教程均有藥物學，而且在聯邦政府榮民醫院系統下執業的 OD 散瞳檢查行之有年，經驗豐富。所以眼科的反對論點並不成立，因而羅德島州的 OD 們首先得到診斷藥物使用權，就這樣一直擴展到全國 50 州。

當然網膜病人的散瞳檢查是絕對必要，但是健康無網膜病徵的病人，其散瞳檢查是否必要？有一項研究發現在 1,094 位這種病人中，僅 53 人有網膜異常，其中 30 人的網膜邊緣有臨床意義。也就是說，0.2% 健康無網膜病徵的病人中，如果不做散瞳檢查，一些

網膜病變確實會被忽略掉。[1]

另外一項研究則發現 592 位無病徵病人在 1998 年做了散瞳檢查，10 年後複查，僅 10 人有邊緣網膜異常。而同一時間同一診療所，有 29 位網膜脫落的新病例，26 人有徵象，其他 3 人雖無徵象，但原來就有嚴重的視力損失，所以也沒有以手術處理。結論是散瞳檢查並沒有改變療程，所以回報價值並不高。[2]

雖說如此，還是要考慮到錯失診斷或誤診的醫療糾紛。美國視光眼科界在已經可以散瞳的情況下，還是有三大被提起訴訟的誤診：青光眼、網膜脫落，以及腫瘤。檢查時忽略散瞳，而錯失腫瘤診斷，引起病人死亡是其中較有名的警例。不過從 1991-2008 年的紀錄，OD 被提訴僅爲全部醫療案例的 0.2%。[3]因此，有散瞳權固然是很好，但還需要配合診斷的知識和能力。

依上面這些報告看來，在健康無網膜病徵的病人中，如果不散瞳而沒有察覺到網膜邊緣病變的風險甚低，在科技進步，已經有廣角眼底攝影儀，如根本不需散瞳的 200 度 Optomap，如果大爲利用，這種風險會降到近乎零（總是有些病人瞳孔奇小，眼角隅關閉不能散瞳，根本無法照相）。退而求其次，目前可以使用不必散瞳的眼底照相機（non-mydriatic fundus camera）也是可以幫助診斷網

---

[1] Pollack AL, Brodie SE. Diagnostic yield of the routine dilated fundus examination. Ophthalmology 1998; 105: 382-6.

[2] Varner P. How frequently should asymptomatic patients be dilated? J Optom 2014; 7: 57-61.

[3] Meszaros L. Navigating optometric litigation. Optometry Times. Published September 1, 2012.

膜中央部分及小部分周邊的病變，也能留下永久的紀錄。

➢ Optomap 視網膜檢查（Optomap retinal exam）

Optomap 視網膜檢查為強制性瞳孔散大的代替品且沒有副作用，是採取一次獲取超過 80% 的視網膜（約 200 度）和提供眼睛的一張更大的視圖的視網膜，其圖像能充分顯示，能檢查病患是否有高血壓、糖尿病、青光眼或任何其他相關健康問題。

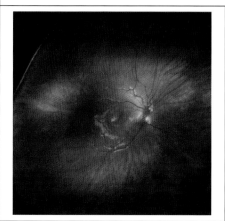

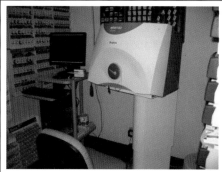

原版 Optomap

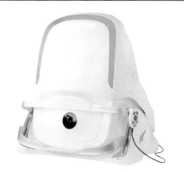

桌上型 California 版（Optos 提供）

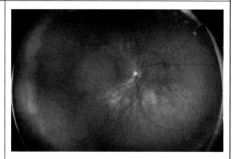

Uveitis（左方邊緣部分）以 California 桌上型攝得（Optos 提供）

此外，不散瞳也是看不到被虹彩遮住的白內障的周邊，但在完全黑暗的檢查室裡，病人的自然瞳孔約 5-6 mm 左右，雖非理想，至少水晶體與視力相關的中央部分，在裂隙燈下可以觀察並分

類，並非太大問題。

　　青光眼的處理，在不散瞳的情況下可以做到的是觀察視盤（optic disc）。這可以透過使用直接式眼底鏡（direct ophthalmoscope）、裂隙燈加廣角 Volk lens，或眼底照相來評估視杯（cupping）和視盤（disc）的關係來做初步判斷，然後再加上

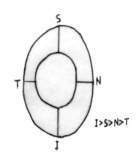

Humphrey FDT 視野儀或類似儀器的視野篩檢和眼底觀察等。青光眼的誤診可能性還是會有，特別是在臺灣，病人因青光眼致盲占第一位，很可能就診太晚的成因甚大，但是初期沒有診斷出來也是另一個可能，一旦就診，視光師還是要努力處理：

　　第一方案是依照 ISNT rule 判斷：正常視神經盤（optic disc）的視杯（cup）組織周圍叫神經環（neuro-rim）之厚度是下方（inferior）最厚，然後依次為上方（superior）、鼻方（nasal）、顳方（temporal）。與此不同時，表示視杯擴大，應當是由於高眼壓。ISNT 也很好記，就是英文的「非也」：isn't。

　　另一個是決定 C/D（cup/disc）比例：0.4 為正常，超過的話也是疑似有青光眼。

　　眼隅角（angle）開閉的判斷，最容易的是 van Herick 法：

用裂隙燈最窄的隙從角膜的太陽穴方照射，比照角膜厚度，與角膜跟虹彩之間的前房厚度的比例，1：1就是開角，1：0是閉角。幾秒鐘解決。問題是看到的只有 360° 的一部分。而且高原虹彩（plateau iris）雖然是 1：1，可是狹角結構觀察不到，只能靠需角膜麻醉劑的測角鏡（gonioscope）觀察，或用高階的 anterior segment OCT 或 UBM（ultrasound biomicroscopy）影像，但高價的 OCT 及 UBM 並非一般眼科診所均有的篩檢裝備，不能說是一個缺口。

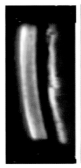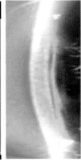

左：開角，右：閉角

所以再強調：如果驗光所內裝置 Humphrey FDT 或類似儀器測量視野，配合視盤及眼底檢查，量眼壓，就可以減少甚至於避免誤診，已經是進行式的開角性青光眼所引起的網膜病變的風險。急性青光眼由於症狀相當明顯，如眼壓遠高於 25 mmHg、瞳孔反應遲緩、眉部的頭痛、視力下降、有嘔吐感、結膜充血，倒是不太容易誤診。

也有散瞳效用的睫狀肌麻醉劑，如臺灣常用診斷假近視及治療學童近視的阿托品，因為並非散瞳劑，現在先按下不表。

2.局部麻醉劑（Topical anesthetics）的使用

眼前部檢查，包括角膜，一般不需麻醉，隱形眼鏡裝配更是不用。但臨床上，不能麻醉角膜總是有影響，因為一些診斷程序無法

進行，舉例如下：

青光眼的診治方面：

- 不能用眼科標準的 Goldmann tonometer 量眼壓（測量儀頂端需接觸角膜本身，但可以改用 NCT）。用 Goldmann tonometer 量眼壓時，有些病人會感覺暈眩但不是真正會昏倒，我們也會看到病人臉色蒼白、出冷汗。這是一種血管迷走神經反射（vasovagal reflex），眼睛被眼壓儀（tonometer）接觸時引起血壓降低、腦部血液供應不足。處理的方式是讓病人平躺，墊高足部，使血液回流頭部。一般大概 10 分鐘左右就會完全復原，也無後遺症（有時替病人戴上隱形眼鏡也會發生，也是同樣處理方法）。

- 不能用測角鏡（gonioscopy）看眼隅角（angle），因此不能正確判斷眼隅角（angle）開閉的程度，更不能肯定高原虹膜（plateau iris）的存在。測角鏡有點像站在瞳孔裡觀察四周，在無散瞳情況下，能看到睫狀體（ciliary body）時，角是開放的，如果什麼都看不到，當然角是封閉的。這兩極端中還有其他結構也有地標的意思，如鞏膜突起、小梁網、施瓦爾貝線（ scleral spur, trabecular meshwork, Schwalbe's line）。

- 不能用超音波生物顯微鏡（ultrasound biomicroscopy）影像，或眼前部 OCT AS-OCT 顯像看眼隅角的形態（但是這些儀器並非廣泛使用）。

白內障、學童近視的處理：

- 不能用超音波 A-scan，或儀器如 IOL Master 量眼軸的長短度（不能計算 IOL 度數，最可惜的是不能知道學童近視治

療的有效性）。

網膜構造和功能：

- 不能用 OCT 等高層儀器（但此爲青光眼專家工具，詳述於下）。

- 不能利用 ERG、VEP（電子生理測試一般爲視網膜專家專用）。

4.2 眼睛影像的主要原則

1. 各種單純影像法，如裂隙燈照相（slit-lamp photography）、眼底照相（fundus photography）、超音波測量（ultrasonography）等等都是協助診斷的工具，有的眼底照片是可以立即判斷病因，如夜盲症（retinitis pigmentosa）（下圖）以及一些血液症（如貧血、眞性紅血球增多症（polycythemia vera）、白血病等），但是 (1) 很多病例只能說是有脈絡膜視網膜炎（chorioretinitis），病因還是要靠病人自述，加以各種檢查結果，然後再與眼底照片對照；(2) 糖尿病的視網膜病變在臺灣會有快速增加的趨向，因此大家需要徹

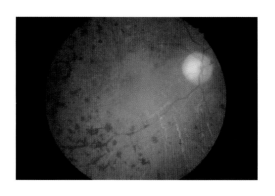

底了解糖尿病的病理以及全體性的治療方式；(3) 如果肯定是高血壓引起的網膜病變，那麼下一步應該是以超音波、laser Doppler，或 3D CAT scan 檢查頸動脈看有無血栓（plaque）阻塞血管，如果近乎全部阻塞，就需由血管外科處理。

　　一般來說，異常的眼底照片很容易與正常的分別出來，但是診斷的正確度還是靠學習，因爲不止視網膜病，連其他的病轉診時都最好要有正當理由，最理想的還要附加影像，不是說「這個看起來怪怪的」，而是禮貌上請接診醫師排除（please rule out xyz），xyz 就是驗光師的初步判斷。

　　2. 功能影像法是更上一層樓，驗光所是可以做眼底照相，注重視神經盤（optic disc）以及延伸出來的網膜神經纖維的形態，隨時看是否有疑似及已經肯定的青光眼的變化。但專長青光眼治療的專家，不論眼科醫、視光眼科醫均是使用下列 3 種儀器之一，最重要的是能追蹤視網膜神經纖維層（retinal nerve fiber layer, RNFL）及視神經因青光眼進展而發生的變化：

- OCT：Optical Coherence Tomography（包括 Cirrus HD-OCT, RTVue-100, Spectralis, Topcon 3D-OCT 2000 及其他廠牌）
- CSLO：Confocal Scanning Laser Ophthalmoscopy (HRT Heidelberg Retinal Tomography)
- SLP：Scanning Laser Polarimetry (GDx)

青光眼是網膜神經節細軸突（ganglion cell axons）的損傷，可以從視神經進入眼球的部分，及視盤周圍的視網膜神經纖維層，或黃斑內層的變化來診斷。這些變化早於視野邊緣區的損失，所以高敏感度的顯像儀器可以用來察覺初期的青光眼，並開始治療。

　　OCT 就是最早發展出來分析 RNFL 變化的利器。較新的

Fourier-domain OCT 也可以影像眼前部，對診斷高原型虹膜症（plateau iris）特別有用。

　　Heidelberg Retinal Tomograph（HRT）與 OCT 相同，也是察覺早期青光眼變化的儀器，但偏重於分析視神經本身與青光眼相關的病變。

　　GDx 則是直接測量視網膜神經纖維層的厚度。

　　當然，如果在青光眼專科服務，能操作這些儀器並判讀結果，也不失爲是一個專長。

　　以下爲 Topcon 3D OCT 圖譜例，上：正常，下：青光眼。

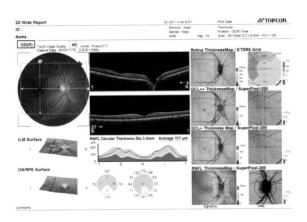

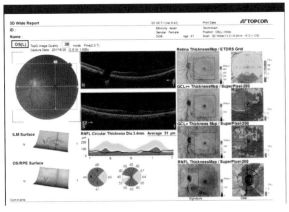

第5章 常見於中老年人的眼病

老化 / 退化 / 白內障 / 黃斑退化

代謝病 / 循環系統病 / 乾眼症 / 癌症如黑色素瘤

老人照護學（geriatrics）因為人類壽命變長，開始被重視，也是醫療上的新領域，[1]Clinician 們需要記得不能犯這些錯：

- 純粹的老化並非疾病（例如動作慢並不表示失智，老花眼也不是病）。

- 誤以為疾病是純老化（例如誤以為風溼、顫抖，或失智是因為年紀大了，不可避免）（青光眼不是老化）。

- 忽略掉藥物會增加心、腦、腎等已有疾病的重要器官更加惡化的風險（如病人點的眼藥是否對這些系統病也有影響）。

- 忘記老人常常有多種同時存在的疾病（如高血壓＋糖尿病＋血管硬化），這種情況會增加病人受傷害的潛勢（例如再加上網膜病變，視力會減退）。

記得這些，就不會浪費時間治療老化，也會避免一些可能是藥物引發的併發症。

---

[1] https://www.merckmanuals.com/professional/geriatrics/approach-to-the-geriatric-patient/introduction-to-geriatrics

眼睛的天然生理的老化，包括水晶體可塑性降低（因而會有老花眼），和瞳孔見光反應變慢（因此對環境的亮光與黑暗調節不良引起跌倒），然後就是核質白內障的發生率上升。我們就從白內障開始講：

5.1 白內障

從各方面研究的整體來看，我們知道老年性白內障沒有辦法避免，也沒有藥物治療的可能。只有避開紫外線似乎有點防效，但也僅限皮質白內障（cortical cataract）。白內障本身基本上是不可逆的老化過程損傷的一部分。

多年前輝瑞藥廠（Pfizer）研發了 Sorbinil，很多實驗證明可以治療動物的糖尿病白內障，可惜人體實驗失敗，因為有一個病人的皮膚嚴重過敏反應（原因不明，可能是 Stevens Johnson 症候群）。

但是現時重新評估，就是能解決糖尿病白內障，終究還是無法避免老人性白內障，所以目前要治療白內障還是得靠手術。

何以以藥物治療老人性白內障的難度那麼高？因為造成白內障的生化基礎是水晶體纖維型細胞（lens fiber）裡很多蛋白質含有 -SH（sulfhydryl）的氨基酸，被氧化後變成 -SS-（disulfide）而聚結，到分子大到能阻礙光線的投射時，就會成為光障（opacities），細胞也會跟著死亡，因為很多蛋白質，除了是細胞結構的成分外，實際上也是重要的代謝程序中的各種酶（enzymes）。那麼氧化的來源是什麼呢，我們還不能完全確定，但主要可能是紫外線。雖然水晶體細胞本身也有抗氧化的能力，但在老化過程中效率逐漸減

低。我們已經知道白內障病人的前房液含有超過正常量的雙氧水（H_2O_2），這就是一個好證據。

　　所以藥物治療一定得先把 -SS- 回歸爲 -SH，加以蛋白質如能恢復原狀，就成功了一大半（有點像把煮熟的雞蛋白恢復成蛋清），接下來是希望已有損傷的細胞能自己修補。上皮細胞層新製造的水晶體纖維型細胞（lens fiber）並不能取代已經破滅的細胞，只是再貼加上去而已。

　　糖尿病人的白內障，除氧化外，還有把葡萄糖代謝爲山梨醇（sorbitol），因而引起細胞滲透壓的變化，水分子進入細胞內，把細胞漲破。輝瑞藥廠（Pfizer）的 Sorbinil 就是阻擋這種由醛糖還原酶（aldose reductase）負責的代謝，所以有效。白內障病人是否驗光度數會有變化？因爲白內障是隨時間加重，所以答案是「當然會」。一般臨床上我們都知道核質（nuclear）白內障屈光不正（refractive error）會往負的方向走，即近視的變的更近視，所以有的病人還很高興，認爲有視覺的第二春（"second sight"），因爲不必戴任何眼鏡就可看書和近物，可惜好景不長，白內障再進展後，就遠近都一片模糊。皮質（cortical）白內障則依屈光指標（refractive index）改變的部位而定，正負改變都有。有一篇論文說散光會有變化，[2] 也是基於同樣的說法。而後囊下（posterior subcapsular）白內障就不會有太大驗光度的改變。

　　罹患糖尿病的病人更加麻煩，因爲白內障引起的長期改變是，如果水晶體前後軸厚度增加，那就會趨負的方向，但驗光的結果還

---

[2]　https://www.ncbi.nlm.nih.gov/pmc/articles/PMC1771794/

會隨短期血糖高低而改變，如果血糖正常化，會變傾向正的方向。

　　還有開完白內障，有植入人工水晶體（IOL）的病人，要等穩定後（至少 3 個月）才能做驗光。如果 IOL 度數計算不準確，或者位置，或中心有所變化，等原來開刀的醫生處理之後再說，有時又會回到需要眼鏡矯正的情況。

　　上列的病人都要事先說明，驗光師是可以為他們執行驗光，但是常會有病理上的變化，並不是驗光出錯，如果他們要配鏡的話，能使用多久無法預測。說清楚了就不會有無謂的糾紛。

　　白內障患者屈光的改變和病情的進展有關，但與學童近視的單向加深又不太相同。一般成年人的眼鏡度數也會改變，但是時間比白內障的較久，幅度也較低，也是水晶體的老化引起，但還不到白內障妨害視力的地步。所以一輩子戴眼鏡的成年人都會認為一副眼鏡可以用無數年，無法理解到白內障引發的度數改變和視力減低，會懷疑配的新眼鏡怎麼才一下子又看不清了。

　　其次要談到不同值的雙光增幅（unequal add）的眼鏡處方。年輕一點的白內障患者還能聚焦（accommodate），矯正遠視力後，因為兩眼白內障（多半核質）進度不同，所以看近所需的增幅（add）也是兩眼不同。這種雙光眼鏡能用多久也是無法預知。

1.白內障可以預防嗎？

- 大致上來說是無法預防，活得夠老的人都會有不同程度的白內障。
- 因目前無法也不可能做臨床人體實驗，只能根據各式從流行病學調查到動物試驗研究結果：
  - 防紫外線輻射：戴寬邊帽，墨鏡→大概沒錯。

- ■ 服用抗氧化維生素 C、E：因白內障是蛋白質氧化所產生，理論上可用抗氧化維生素，但因無法做臨床人體實驗→確切結果不得而知，但可以肯定的是大劑量（megadose）使用抗氧化維生素反而有害，導致腎結石，前列腺癌。
- ■ 患有白內障病人前房水中除去雙氧水（H_2O_2）和 peroxide 劑／眼藥可減低氧化反應→目前尚未發明。
- ■ 糖尿病病人控制血糖＋糖化血色素（HbA1c）< 7%：很好，但是無法控制山梨醇（sorbitol）的生產，易因糖尿病而導致白內障的產生。
- ■ 抗藍光：動物實驗與人類日常實況不符，而手機、平板電腦、筆電的藍光只可能會引起失眠→預防白內障之效，缺乏直接證據。

- • 從古至今都有的問題：白內障該得過且過，還是需開刀算了？

唐朝：保生大帝之一孫思邈（682 AD）為中國乃至世界史上著名的醫學家和藥物學家，被譽為藥王——金針撥障術（couching）相當於白內障手術。	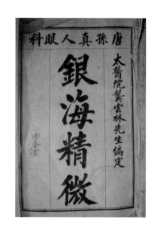
劉禹錫（772-842 AD）：中年患白內障，求醫於一位擅長眼科的印度醫僧，故作此五言律詩以贈。 三秋傷望眼，終日哭途窮。 兩目今先暗，中年似老翁。 看朱漸成碧，羞日不禁風。 師有金篦術，如何為發蒙？	

白居易（772-846 AD）：白居易 40多歲後即患眼疾，「眼病詩」反映了白居易當時正在閱讀眼科專書《龍樹論》，藥盒中存放準備服用的「決明丸」，他考慮一旦服藥無效，就得求助手術治療，用金箆來刮除眼中的障翳。

案上漫鋪龍樹論，合中虛貯決明丸。

人間方藥應無益，爭得金箆試刮看。

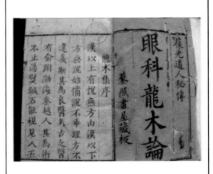

傳說毛澤東（1893-1976 AD）的白內障是以金針撥障術治療：1958 年中國中醫研究院眼科專家唐由之研究此術，特別是清代黃庭鏡所著《目經大成》中的金針撥障八法，即審機、點睛、射復、探驪、擾海、捲簾、圓鏡、完璧，但詳細內容並不清楚。但可能也是 1950-60 年代，中國西醫醫療系統陷入困境，不得已才轉用中醫的白內障手術。

2.中古時代的歐洲

已經會使用顛茄（散瞳及麻醉用）進行針撥白內障手術（cataract surgery couching with belladonna），針撥法應是自阿拉伯傳來。

3.現今

白內障最早的病徵空泡（vacuoles），為小於 1 mm 圓形透明小泡，位於水晶體前後皮質中央部或水晶體縫附近。空泡隨時間數目會增加，有時密密麻麻不可勝數，此時病人會有單眼複視（monocular diplopia），最終會出現皮質白內障。

4.白內障分類及分級（圖：金澤醫科大學 佐々木一之及佐々木洋教授提供）

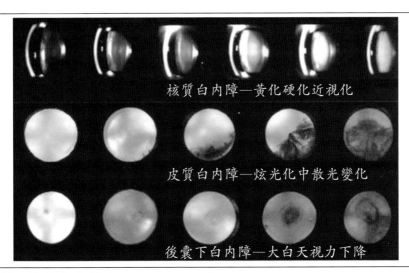

核質白內障—黃化硬化近視化

皮質白內障—炫光化中散光變化

後囊下白內障—大白天視力下降

上排：核性白內障（nuclear cataract）
由於水晶體終身會生長變厚，水晶體的核會隨著年齡增加，而逐漸呈白黃色的硬化現象。水晶體核密度逐漸增加，顏色變深，透明度降低，初期對視力無明顯影響。但由於屈光力增加，可以發生近視度數增加，造成老花的症狀改變或是減退。核性白內障不易成熟，可能持續很多年而只有稍微增厚，逐漸變為黃色或棕黑色。
中排：皮質性白內障（cortical cataract）
在水晶體皮質內出現羽毛狀或是楔形的混濁，一般在初期時並不影響視力，易產生眩光且會因白內障的發展，進而改變散光的位置。此種水晶體的混濁發展緩慢，可維持數年甚至於數十年才進入膨脹期（intumescent stage），而造成視力明顯地減退。
下排：後囊下白內障（posterior subcapsular cataract, PSC）
後囊膜下的中央視軸區出現混濁狀。早期就可能會影響視力，尤其是在戶外明亮處或閱讀時，瞳孔縮小的時候，症狀最明顯。此類白內障的進展也很緩慢。通常會和糖尿病、藥物或是風溼免疫疾病有些關聯。

很多病人是 3 種白內障加在一起，有的 1-2 種，不一而足。驗光度的變化，如前所述，也是依病情而異。

5.白內障進程

初發期	早期水晶體混濁多出現在周邊部，形成灰白色楔狀混濁，尖端向瞳孔中心。此時水晶體大部分仍然透明，且瞳孔區尚未受影響，所以一般不影響視力。
膨脹期（未熟期）	水晶體皮質因吸收水分而膨脹，虹膜會被往前推，前房會變淺，這時容易發生急性繼發性隅角閉鎖性青光眼。
成熟期	水晶體膨脹現象逐漸消失，前房又逐漸恢復正常，但水晶體全部變混濁。此時是白內障摘除手術最好的時機。
過熟期	成熟時白內障之後，水晶體皮質分解液化成乳狀物，水晶體核下沉。整個水晶體的體積縮小晶體囊皺縮，水晶體核下沉，稱為 morgagnian cataract。水晶體皮質滲出到前房，會引起過敏性葡萄膜炎或晶溶性青光眼的併發症。這種不能不開，不然會影響另一眼。開刀時也很麻煩，因手術的困難度比未熟期難度更高，容易引發急性青光眼，如下圖，白內障針刺後內涵流出。

6.人工水晶體（IOL）的選擇

• 白內障手術之前的準備工作還包括人工水晶體的選擇，度數多少是依眼軸長短，由 IOL 供應商各自推薦的幾個公式計算：

■ 正常的（22-24 mm）用 Holladay 1。

■ 22 mm 以下就用 Hoffer Q。

■ 軸超長的是 Barrett II Universal。

■ 有的病人已做過雷射視力矯正，那要用 Barrett Tru-K 輔以 ASCRS。

• 度數正確性要求很高，要達到術後遠視力不需再光學矯正，就是 20/20 的理想目標。

7. 白內障手術前的準備

• 應在一天前使用抗生素和非類固醇抗發炎藥物（NSAIDs）（如 Acular、Voltaren）。在高風險患者糖尿病患者中，非類固醇抗發炎藥物應該更早開始使用。此外，在手術前患者需要 5 分鐘接觸 5% 的眼科優碘（Betadine）用於手術前後皮膚消毒的殺菌劑，以降低眼內炎的風險。

• 必須知道任何眼部或全身用藥史，特別是使用坦索羅辛（Flomax）為 α- 腎上腺素受體阻斷劑（alpha blocker）（用於治療良性前列腺肥大症），否則它可能導致手術中的虹膜鬆弛症候群（intraoperative floppy iris syndrome, IFIS），依其情況可分為：

■ 輕度：瞳孔擴張良好，但併有虹膜波浪狀移動（iris billowing）。

■中度：瞳孔仍維持中度擴張，但有虹膜脫垂（iris prolapse）卡住手術器械或是角膜切口的危險。

■重度：進行性瞳孔收縮，併有嚴重的虹膜脫垂。

8.白內障手術步驟

開白內障有幾個基本步驟，飛秒雷射（femtosecond laser）可以很精確的由電腦控制做到以下 (1)、(2)、(3) 和 (5)：

(1) 微創式劃開角膜輪（limbus）主輔兩開口。

(2) 取出水晶體前面的晶體體囊（lens capsule）。

(3) 分格劃開並打碎及吸出水晶體／白內障。

(4) 植入人工水晶體。

(5) 袪除角膜性散光。

第一步驟→角膜切口 3 mm，術後自我癒合而無需縫線。

第二步驟→撕囊（capsulorrhexis）。

• 傳統式先劃開前囊，然後以鑷子撕成圓形取出。

• 飛秒雷射（femtosecond laser）輔助白內障手術是出道不久眼科醫師的一大幫手，其優點：

1. 整齊精準的角膜傷口，增加術後傷口的密合度，減少感染的機會及術後的傷口異物感。

2. 對於 3.00D 以內的角膜散光，可同時切割加以矯正。

3. 水晶體前囊袋撕除爲正圓形，增加高階人工水晶體的穩定度，使其發揮最好的功用。另外，有些患者的眼睛特別短小，可以避免手工撕囊時，可能造成的角膜內皮傷害。

4. 可切割白內障，減少超音波能量的使用，對於角膜內皮細胞較少的患者，可減少角膜的傷害。

5. 對於水晶體脫位的患者，可以減少手作時，對水晶體靭帶的傷害。

• 常用雷射：Catalys（AMO）、LensAR（LensAR, Inc.）、LenSx（Alcon）、Victus（B&L）。
第三步驟→白內障超音波乳化術（phacoemulsification）。
利用超音波的能量，將白內障打碎乳化後吸出，是目前公認最安全有效的白內障治療方法，併發症少，但還是要小心不要把後囊震碎，會導致玻璃體流出，可能會引起急性青光眼。
第四步驟→植入可折疊人工水晶體（IOL）。

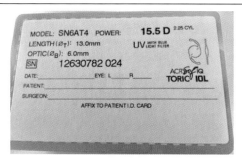

人工水晶體病人記錄卡一例

• 常用的老花眼的人工水晶體： 1. 多焦點（multifocals）：the Restor（Alcon）、the Tecnis（Abbott Medical Optics）。	• The Restor：可折疊軟鏡片，在3.6 mm 中心光學區中帶有 12 個不同階梯的同心環，在這些同心環之外是遠視力的屈光區，內置紫外線阻隔。 • The Tecnis：完全衍射表面可在任何光照條件下的所有距離提供高級圖像品質，無論瞳孔大小如何。在白內障手術後，將近90%的病人可不用再戴眼鏡。
2. 調節性（accommodative）：the Crystalens（Bausch and Lomb）。	• The Crystalens（Bausch and Lomb）是利用睫狀肌的功能以改變人工水晶體的位置，類似原焦點調節作用。

• 比較新型的，如 Trifocal IOL Acriva Trinova（右圖，VSY Biotechnonogy 提供），有 +3D Add 及 intermediate Add = +1.50，光學中心為 6 mm，長 11 mm。	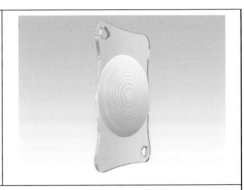

第五步驟→輪部放鬆切口（limbal relaxation incisions）。

在角膜周邊進行部分厚度切口，以矯正角膜散光。切口處是角膜最陡（steepest）軸，此方法使角膜鬆弛、減低陡度，目標是儘可能減少患者的總和散光。

9.人工水晶體修正（IOL alteration）

• 重新定位（re-position），重新中心化（re-centralization）。
• 去除並重新植入（僅限水凝膠鏡片）。
• 揹負式（piggy-back）人工晶狀體。
• 新技術：在人工水晶體現有圓盤上，使用飛秒雷射創建具有不同折射率。

10.白內障術後併發症——黃斑囊樣水腫

臨床上有時可見到一些白內障術後的病人發生黃斑囊樣水腫（cystoid macular edema, CME），特稱為 Irvine-Gass 症候群，發生在白內障術後 4 到 12 週。絕大多數白內障術後的黃斑囊樣水腫症狀不很明顯，視力損害比較輕微，病人多可耐受且通常於術後 3 個月後自行消退。

11.糖尿病白內障手術[3]

- 發炎性化學信使（inflammatory chemical messenger）白血球介素 1B（interleukin 1B）也增加，這在白內障手術後是正常的，但會刺激血管內皮生長因子（VEGF）和肝細胞生長因子（HGF）的釋放。

12.有些時候白內障手術複雜案例是出乎意外：「5 起白內障手術導致 5 人失明，出了什麼問題？」[4]

- 繁忙的眼科醫生經常需要幫助，眼球後需使用利多卡因（lidocaine，一種局部麻醉藥），讓眼球不會亂轉動，方便開刀。
- 地點：西斯普林菲爾德的白內障和雷射中心。
- 原因：麻醉醫師可能用針刺穿他們的眼球或視網膜。
- 問題：Surgi-Centers（馬薩諸塞州共 60 家）經常與外部公司簽訂合約，提供（據稱經驗豐富的）麻醉師。

13.白內障術後併發症——睫狀體分離（cyclodialysis）
近代非常罕見的併發症，術後 IOP < 6mmHg。

---

[3] 英國眼科雜誌（2006 年，第 90 期，第 697 頁）：首次將併發症與白內障手術後血管內皮生長因子（VEGF）和肝細胞生長因子（HGF）相關程度升高。

[4] Boston Globe, by Liz Kowalczyk. Globe Staff August 14, 2016.

• 定義：對白內障術後低眼壓的眼球進行病理檢查時，發現有睫狀體及脈絡膜的脫離，且脫離區的睫狀體上腔與前房之間存在通道，據此提出了睫狀體分離的概念，且推測睫狀體分離產生裂縫（cleft），可能就是導致低眼壓的原因。	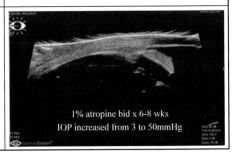
• 奇蹟復原：使用 1% 阿托品 bid x 6-8 週後，眼壓從 3 mmHg 增加到 50 mmHg，睫狀體被壓回原位癒合，恢復正常。	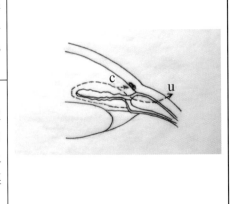

1% atropine bid x 6-8 wks
IOP increased from 3 to 50mmHg |

14. 上例從房水動力學（Aqueous humor dynamics）看起，就很容易理解

房水流到前房隅角後，經由兩條通路流到眼球外：

• 主要的部分是經由前房小梁組織，流到 Schlemm 氏管，再到上鞏膜靜脈（episcleral veins），此路徑的流速會受到眼壓高低的影響，也稱為傳統的房水通路（C）。	
• 另一條不受眼壓高低影響的路徑，房水流到前房隅角後，再流回穿過睫狀體及鞏膜，最後到達眼球外的眼窩組織，再由附近的血管組織吸收回全身循環，所謂的葡萄膜鞏膜通路或非傳統的房水通路（U）。	

5.2 老年性黃斑部病變（Age-Related Macular Degeneration, AMD）

- 90% 爲乾性並未形成脈絡膜新生血管，通常對視力影響較小，但仍有惡化爲溼性老年性黃斑部病變的可能。

- 溼性具脈絡膜新生血管形成（choroidal neovascularization, CNV），可能因脈絡膜新生血管產生黃斑部水腫、出血等現象，造成視力嚴重減退，甚至有 80% 會失明。

下圖：老年性黃斑部病變初期所見會有脈絡膜玻璃膜瘤（drusens）的病徵。

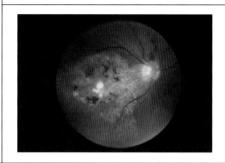

1.抗血管新生藥物（Intra-vitreous Anti-VEGF）療法
- 將抑制 VEGF 活性的藥劑注射到眼睛內玻璃體，藉此抑制新生血管增生，防止惡化，原爲腫瘤治療用。
- 眼科用 1mg Lucentis 點眼劑：Macregen 公司人體試驗中。

2.Ocuvite
- 唯一進行過大型臨床試驗證明有效的營養品，不需處方，藥房有售。
- 成分：維生素 C、E（vitamin C, E）、鋅（Zn）、葉黃素（lutein），本來有胡蘿蔔素（但會引發抽菸者得肺癌），所以現附加玉米黃素（zeaxanthin）和魚油（omega-3

FA），但有研究鋅的劑量時 Awh 等人發現中度 AMD 病人中 6 個之一在攝取高鋅劑量下會進展成進階 AMD，推論是因爲補體因子 H（complement factor H, CFH）和 ARMS2 的基因（位置：10q26）有不同的表現。[5]可是 Chew 等人並不認同。[6]

- Ocuvite 不是爲了治療，目的是降低老年性黃斑部病變惡化的風險。

- 注意：新產品 Preser Vision 的鋅量爲 80mg，而原 Ocuvite 爲 9mg。

AMD 幹細胞移植的臨床試驗也是一直在進行。2013 年，日本 Riken Center for Developmental Biology 與神戶 Institute of Biomedical Research and Innovation (IBRI) Hospital 合作，啓動世界第一件利用成年人自體 induced Pluripotent Stem (iPS) cells 來治療老人性黃斑退化的臨床試驗。到 2018 年完成 5 例異體幹細胞移植，其一發生網膜前膜及水腫，需手術處理，但不影響到未來的臨床試驗。同年同樣實驗，移植人類胚胎幹細胞（embryonic stem cell, hESC）—— derived RPE monolayer 在英國也進行，據報告，兩個病例結果良好，術後 12 個月，個人能多看 21 及 29 視力表上的字母。[7]

---

[5]　Ophthalmology, 2013 Nov: 120(11): 2317-23.

[6]　Ophthalmoloy, 2014 Nov: 12(11)2173-80; Retina Today, Jan 2015.

[7]　https://www.nature.com/articles/nbt.4114?utm_source=commission_junction&utm_medium=affiliate

5.3 從飛蚊症到視網膜脫落

　　從玻璃體的結構來看，就
很容易理解一些網膜病的成
因。玻璃體有兩個重要成分，
玻尿酸（hyaluronic acid）及膠
原蛋白（collagen）。前者吸
著水分，後者形成纖維骨架，
而其無數終端附聯在網膜之

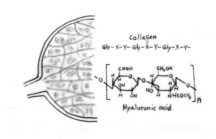

上。右圖是放大的示意圖。老化的玻璃體發生液化並縮小，會發
生後玻璃體剝離（posterior vitreous detachment, PVD），老化也發
生膠原纖維（collagen fibers）聚結縮短，開始拉扯網膜及膠原纖
維連結到網膜上的重點，如血管、黃斑區、光盤。這樣會引起玻
璃體出血、黃斑部裂孔（macular hole）、黃斑部皺摺（macular
pucker）、網膜穿孔甚至脫落。飛蚊症多為病人能看到結縮的膠原
纖維，而在其拉扯網膜時，病人會看到閃光。

　　飛蚊症病例：

| Optomap影像看到的投影，即飛蚊症。 | 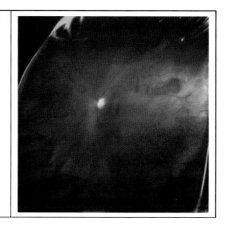 |

黑色圓圈即原玻璃體連在光盤的膠原蛋白組織，引起飛蚊症。	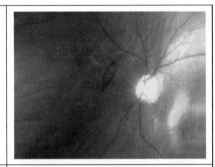
星狀玻璃體症（asteroid hyalosis）：如果是單眼，20% 病人可能有糖尿病。	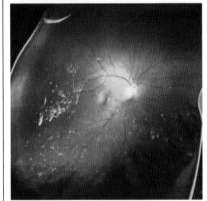
馬蹄鐵形裂孔原性網膜剝離（horseshoe rhegamatogenous retinal detachment）	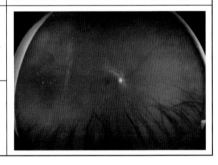
裂孔原性左方網膜剝離（left rhegametogenous RD）（Optos 提供）	

　　玻璃體液化引起的飛蚊症，本身一般並不處理，需要處理的是其他引起飛蚊症的病因，例如眼內發生腫瘤，處理此病是為首要。

　　網膜退化穿孔（圖左，網膜左邊緣；圖右，放大）可以使用雷射或冷凍法（cryotherapy）封住：

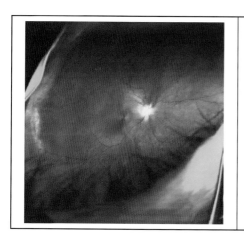 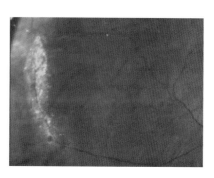

網膜脫落也有數法處理，如：

- 使用炭氟氣氣泡壓回網膜。

- 如像是束腰帶的鞏膜扣壓術（scleral buckle）（因爲眼睛受壓眼軸變長，驗光度會改變）。

- 以上可加玻璃體切除。

- 或注射矽油（silicone oil）壓回網膜〔因爲折射（refractive index）改變，驗光度亦不同〕。

鞏膜扣壓術（scleral buckle）示意圖。

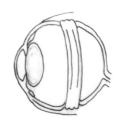

| Optomap 影像的鞏膜扣壓術，壓在眼球上引起的網膜陰影。 | 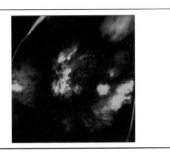 |

至於黃斑穿孔及黃斑部皺摺（macular pucker）需要切除玻璃體。

| Stage 4 黃斑部裂孔（macular hole）眼底圖

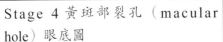

右圖爲 3D OCT（Topcon 提供）。 | 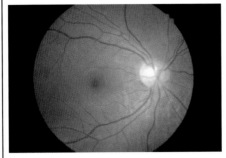 |
| 3-point 玻璃體切除術（vitrectomy）：右上爲光源，左下爲插管輸液（infusion cannula），左上爲玻璃刀（vitreous cutter）。 | 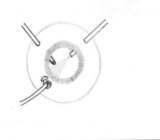 |

5.4 青光眼

　　青光眼亦是無法預防，如果能在其發病極早期發現並開始治療，就能減低視覺的損失。治療原則是拖延戰術，保持近乎正常的情況，越久越好。

　　大概過去 10 年，治療青光眼變成很多視光眼科醫的專業。基礎研究也有很大的進展，最近幾年有兩種藥被美國 FDA 批准上市，所以新的個人化療程也開始成形。這兩種眼藥是 LBN（latanoprostene bunod，前列腺素 analogue + nitric oxide 效用）和 Netarsudil（rho kinase inhibitors），能促進前房水自小梁網（trabecular meshwork）外流。加上以前研發的 1-3 線眼藥加口服藥，可以減低前房水的生產量和利用葡萄膜鞏膜途徑（uveal-scleral pathway）開放流出，眼壓就能有系統、很快的降到預定目標。

　　如果藥物控制青光眼不甚有效的話，要進一步做手術。現在正在發展中的 MIGS（minimal invasive glaucoma surgery）會是很好的選擇。

1.急性隅角閉鎖性青光眼（Acute angle-closure glaucoma）：

- 臨床上隅角閉鎖性青光眼東方人比較多，約 1/3 病人有高原性虹症（plateau iris），其發生原因與眼睛結構有關，即角膜與虹膜之間的前房距離較短淺，虹膜或水晶體較往前突出，眼睛前後徑較短或是眼前部的結構異常等，此類型的青光眼比較會急性發作，特別是晚上，通常小梁組織被虹膜周邊阻塞，造成房水蓄積眼壓急驟上升（下圖左：正常角，右：閉角）。

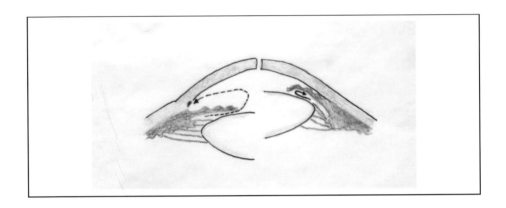

2.原發性隅角開放性青光眼（Primary open-angle glaucoma）：

- 在歐美是最被熟悉的青光眼，這種小梁組織因老化而漸進式非完全性的阻塞，經過一段時間後才造成眼壓的緩慢上升，患者常常在視神經受到嚴重損害後才在眼科被診斷出來，因為病人初期通常沒有症狀，末期也是因視力及視野嚴重受損後才來就醫。

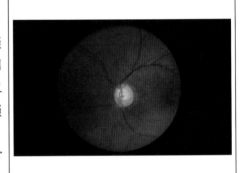

- 眼壓 >21mmHg，但也包括正常眼壓性青光眼（normal tension glaucoma, NTG）其眼壓正常 = 15-16 mmHg。

3.視野缺陷案例（Example of visual field defects）

下圖是使用 Humphrey FDT 篩檢時，得到的一青光眼病人左眼視野：

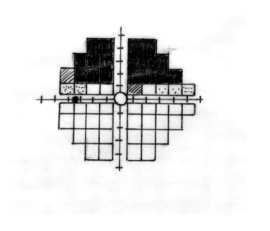

此圖是顯示常見的青光眼病人視野的改變，從輕微至全盲：

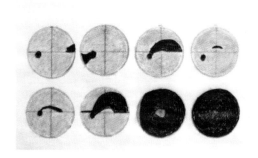

　　視野的損失是由於視網膜細胞死亡，中樞神經細胞雖然不能再生，但如果能逆轉老化程序，也等於復生。最近表觀遺傳學（epigenetics）＊的研究發現患有青光眼的小鼠，如果促進在神經節細胞（retinal ganglion cells）裡的老化基因 *Oct4*（又名

＊註：表觀遺傳學是研究改變基因表達的效應，並不改變基因本身。

Pou5f1）、*Sox2* 和 *Klf4*（OSK）的基因表達時，這些細胞的 DNA 甲基化（methylation）模式竟會返老還童而功能年輕化，從而康復。[8]當然如果人體實驗成功，會是未來治療青光眼，甚至其他因細胞老化而引發之疾病的一大進展。

4.眼壓（IOP）≤ 21mmHg 不一定可以視爲正常

- 在美國，大約 50% 患有隅角開放性青光眼的患者，在診斷時具有 IOP ≤ 21mmHg。[9]
- 同樣，Barbados 眼研究發現在非洲人後裔中，大約 54% 的新診斷爲青光眼的眼睛，其眼壓≤ 21mmHg。[10]
- 在亞洲，正常眼壓性青光眼更爲常見：所有青光眼病例中有 50% 至 90% 爲正常眼壓性青光眼，其眼壓≤ 21mmHg。[11]

---

[8] Yuancheng Lu et al. Reprogramming to recover youthful epigenetic information and restore vision, Nature 588:124-129(2020).

[9] Sommer A, Tielsch JM, & Katz J, et al. Relationship between intraocular pressure and primary open angle glaucoma among white and black Americans. The Baltimore Eye Survey. Arch Ophthalmol. 1991; 109(8): 1090-1095.

[10] Nemesure B, Honkanen R, Hennis A, Wu SY, & Leske MC; Barbados Eye Studies Group. Incident open-angle glaucoma and intraocular pressure. Ophthalmology. 2007; 114(10): 1810-1815.

[11] Cho HK, & Kee C. Population-based glaucoma prevalence studies in Asians. Surv Ophthalmol. 2014; 59(4): 434-447.

正常眼壓性青光眼（視盤有易出血的情形，下圖 5 點鐘部位）

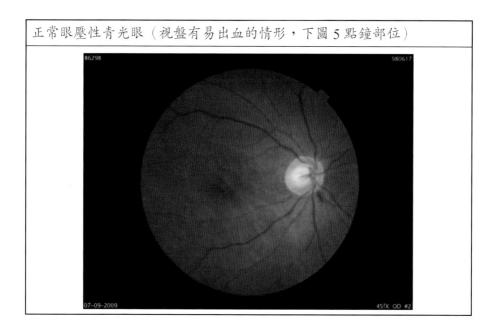

　　所以篩檢項目應該加眼底觀察（或乾脆照相），看看視神經盤（optic disc）有無疑似青光眼的變化，特別是出血。如果異常，就需轉診給青光眼專家處理。

5.青光眼第一線用藥 (1)

- 前列腺素（prostaglandins）：除了拉坦前列素（Xalatan）和曲伏前列素（Travatan）兩種酯類物質（ester）以外，還有比馬前列素（Lumigan）0.03% 是一種醯胺類物質（amide），比馬前列素（Lumigan）比其他兩藥的濃度高出很多，所以副作用較多，如：眼睛黑色素沉澱、眼皮下垂、眼窩皮膚黑色素沉澱及睫毛增長變黑。因此拉坦前列素（Xalatan）和曲伏前列素（Travatan）比較理想，每天一滴能夠降低眼壓 30%。

- 新病人開始試用前列腺素的方式是如此：先治療一眼，三星期以後復查—最好預定相同的鐘點時間，以避免每日週期性眼壓變化引起的誤差，然後比較兩眼眼壓，看藥效如何。

6.青光眼第一線用藥 (2)

- β 受體阻斷劑（beta-blockers）：

  Betagan 0.25, 0.5% Allergan USA、Betoptic S 0.25%, Alcon USA、Timoptic 0.25, 0.5%, Merck USA、Timoptic XE 0.25, 0.5%, Merck USA、Betimol 0.25, 0.5%, Vistakon USA 及 Istalol 0.25% Ista USA。

- Betimol 和 Istalol 是還擁有商標保護的 Timolol，可以每天只點一滴。其他的 timolol 無商標產品，可能得每天點兩次，用 timolol 時最重要的當然是有哮喘或慢性呼吸系統障礙疾病的病人絕對不能用，因 Beta-1 會影響心臟、Beta-2 會影響呼吸系統，否則會有死亡事件。

7.青光眼第二線用藥

- 腎上腺素拮抗劑（alpha-adrenergic agonists）：有 alpha2 選擇性的是 Alphagan 濃度 0.2%，因為專利權期滿失效問題，所以變成 Alphagan P 濃度 0.15%。2006 年開始，又改為濃度 0.1%。

- 副作用有疲勞及口乾，相對地因濃度變小而減低，Alphagan 應當是每天三次點（tid），但是一般開為每天早晚點（bid），病人很少能每天點三次，但點兩次的藥效比較

差，所以 alphagan 只能作為第二線藥。

8.青光眼用藥合用劑

- 碳酸酐酶抑制劑（carbonic anhydrase inhibitors, CAIs）：碳酸酐酶抑制劑只能降低眼壓15%，單獨的用途不是特佳，但可以與其他的藥一起用。市面上現有 Azopt 及 Trusopt 2%，平常病人覺得 Azopt 比較舒服。可與其他的藥並用如：Cosopt 是 Trusopt 2% 加 timolol 0.5%，每天點二次，可降低眼壓 5 mmHg 左右。

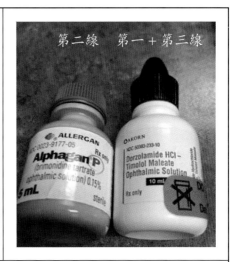

- 擬副交感神經興奮藥物（pilocarpine）：Pilocarpine 2% 可以用來處理急性的閉角性青光眼，平常開角性青光眼治療已經不太使用 pilocarpine。

9.可促進小梁網流出的新藥：

- Vyzulta（latanoprostene bunod, LBN）：美國 FDA 核准新型抗青光眼藥物 Vyzulta，本品具有雙重作用機制：拉坦前列素酸（latanoprost acid）能作用於葡萄膜鞏膜通路，促進房水的排出；丁二醇單硝酸酯（butanediol mononitrate）則能釋放一氧化氮（nitric oxide），通過小梁網和許萊姆氏管（Schlemm's canal），促進房水排出。與馬來酸噻嗎洛爾（Timolol Maleate）滴眼液相比，Vyzulta 展現出了非劣效

與優效；與拉坦前列素相比，Vyzulta能更顯著地降低眼壓。

- Rhopressa（Netarsudil）：Rho 激酶抑制劑（Rho kinase inhibitor），但需開展新臨床試驗。

10.虹膜切除術（Iridectomy）：

於前房隅角處做一切口，於切口相對之虹膜處，進行虹膜切開術，使眼內之房水經由此人工造口處，引流至結膜下腔，最常用於治療閉角型青光眼和虹膜黑色素瘤。案例（下圖右上：鎖匙孔形；右下：倒三角形）。

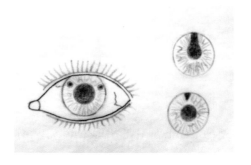

11.雷射虹膜切開術（Laser iridotomy）

使用雷射光在虹膜的外邊緣上形成一（12 點鐘位置）或兩個孔（上圖左，11 及兩點鐘位置圓孔），允許房水在前房及後房之間流動，通常防止急性閉角型青光眼發生的眼內壓的突然增加。

12.青光眼手術

- 最新——微創青光眼手術（minimal invasive glaucoma surgery, MIGS）：植入小梁網或脈絡膜上腔的微型支架，如

iStent。[12]

- YAG 雷射鞏膜造口術（YAG laser sclerostomy）：部分厚度角膜瓣下的結膜下鞏膜造口術。

- 雷射小梁成形術（laser trabeculoplasty）：在小梁網上有 50 到 100 個點，使用雷射打開堵塞的區域，幫助眼部液體更容易排出。

- 睫狀體光凝固術（cyclophotocoagulation）：用於治療不能通過藥物或手術控制的嚴重青光眼，用雷射穿過鞏膜到達睫狀體來減少房水產生。

13.案例

小眼症（nanophthalmos）且患有惡性青光眼（malignant glaucoma），只能將鞏膜靠近渦形靜脈（vortex veins）出口基部切除。 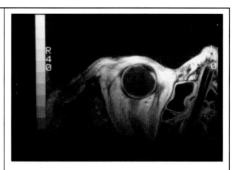 T1 MRI：作者自製 1-in surface coil, 256×256 steps, FOV=8cm

---

[12] https://www.glaukos.com/istent-inject-w-procedure/

14.壓滅青光眼用舒壓導流瓣膜（glaucoma valve），例如 Molteno shunt、[13] Ahmed glaucoma valve[14]等

　　導流瓣膜適用於曾手術治療失敗，或以醫生經驗判斷無法藉由開刀方式有效矯正之頑固型青光眼，如：血管性青光眼、對藥物治療無反應之原發性青光眼、先天性或幼童型青光眼、因無晶狀體或葡萄膜炎所造成之青光眼等，Molteno valve 乃由導管引導前房液至有瓣圓形儲蓄室，再由此流至結膜下儲蓄室發散。

5.5 腫瘤

　　成人眼睛的腫瘤多為黑色素瘤（melanoma），以發生部位分成虹彩部及脈絡膜部兩種。虹彩部黑色素瘤位於眼隅角，可用裂隙燈觀察，脈絡膜黑色素瘤需眼底檢查。還需要使用超音波查厚度及螢光素注射影像，看有無血液循環，與另外兩種良性情況，CHRPE 和黑痣區分：

---

[13] https://www.molteno.com/molteno-glaucoma-drainage-devices
[14] http://wholelottarob.com/glaucoma/tag/Ahmed+GV

先天性視網膜色素上皮細胞肥厚（CHRPE, congenital hypertrophy RPE）1，高色素，無厚度，並非腫瘤，病人常有 Gardner 症候群（家族素大腸瘜肉症，familial colonic polyposis）。

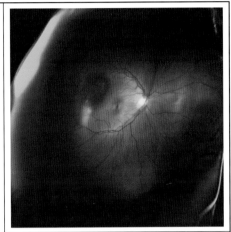

黑痣（nevus）：略為有點厚度，但多半為無。

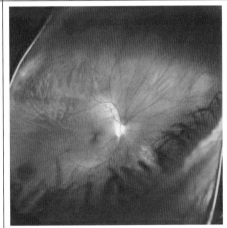

黑色素瘤（melanoma）：一般有 > 2 mm 之厚度。

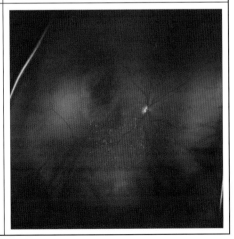

5.6 糖尿病

　　先複習一下糖尿病患者的眼鏡處方問題。他們常常因為短期血糖控制不佳，引起視力改變，這時的屈光度屈光不正（refractive error）是暫時的，因為血糖正常化後，度數又返原位。也就會出現病人抱怨說「為什麼我的舊眼鏡更清楚？」的情況。如果還有核質白內障，會長期的漸漸傾向近視化。

1.視光師是糖尿病護理的主要參與者

- 根據美國視光協會（AOA）的數據顯示 2016 年驗光師診斷出 320,000 新病例的糖尿病眼病患者，否則他們不知道自身患有糖尿病。

- 美國視光協會（AOA）在 2016 年 Eye-Q 眼科疾病大眾知識調查發現，儘管 72% 的人知道糖尿病和失明之間存在關聯性，但只有 41% 的美國人知道糖尿病可以透過眼科檢查發現。

2.糖尿病視網膜病變臨床表徵（以下圖片由金澤醫科大學佐々木一之教授提供）

　　糖尿病視網膜病變基本上是因長期血糖升高，導致血小板凝集力上升，微細血管受損，進而引起微細血管局部膨大、滲漏、出血、阻塞等現象，而微細血管阻塞造成視網膜缺氧，進而導致視網膜新生血管的產生。

- 單純糖尿病視網膜病變（圖一）：糖尿病最初期的眼底。
- 單純糖尿病視網膜病變（圖二）：毛細血管瘤、白斑、斑

狀出血。

- 增殖糖尿病視網膜病變（圖三）：新生血管生成（因為糖
  尿病患者眼睛缺氧，而形成新生血管）。
- 增殖糖尿病視網膜病變（圖四）：出血（血紅素裡面含鐵，
  會使視網膜細胞中毒死亡）。

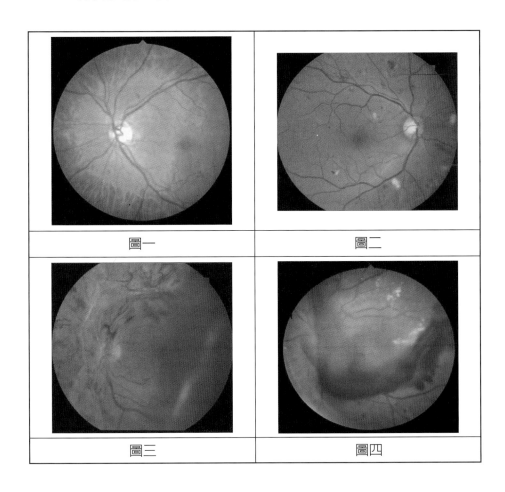

圖一　　　　　　　　　　圖二

圖三　　　　　　　　　　圖四

3.診斷糖尿病視網膜病變臨床分級

臨床診斷糖尿病視網膜病變需作視網膜檢查，必要時輔以螢光眼底攝影，即可判斷糖尿病視網膜病變的有無及其嚴重程度。糖尿病視網膜病變患者可能因單純的視神經盤或網膜血流不足而影響視力，但構造上並無明顯變化；也可能因黃斑部水腫、玻璃體出血、視網膜剝離或併發新生血管性青光眼而造成視力喪失。

臨床分級	病變
非增殖期	
第一級	無明顯病變。
第二級	只出現微細血管瘤。
第三級	不只出現微細血管瘤。
第四級	嚴重的視網膜出血或靜脈念珠狀變化，或視網膜內微細血管異常。
增殖期（必須積極接受治療，否則可能會進一步惡化而造成視力喪失）	
第五級	出現新生血管，或玻璃體或視網膜前出血。

4.眼底圖

正常眼底圖（黑人和白人色素不同）

• 黑人（dark skinned）眼底　　　　• 白人（light skinned）眼底

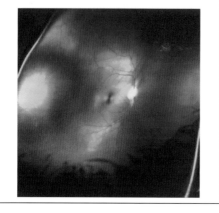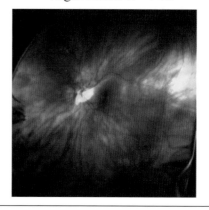

糖尿病視網膜病變（diabetic retinopathy）

• 血管瘤	• 全視網膜雷射（PRP）
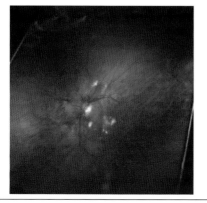	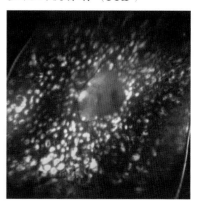

全視網膜雷射（PRP）目的：主要是針對視網膜之新生血管及出血情形，用氬雷射（argon）作光凝固治療，減少視網膜本身之需氧量，以抑制新生血管產生，達到防止眼底病變的繼續惡化，以保存視力。

• 增殖前糖尿病視網膜病變（具新生血管及滲漏情形）

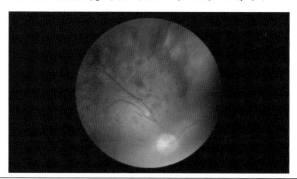

• 視網膜出血

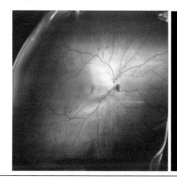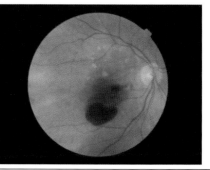

螢光眼底攝影目的：為眼科用於確立視網膜及脈絡膜相關疾病診斷最基本之檢查，經由靜脈注射螢光顯影劑於特定時間進行眼底攝影，便診斷眼底視網膜及脈絡膜血管病兆類型及位置，來決定治療方針相當重要之檢查項目。

5.轉診指南

- 指任何糖尿病患者患有臨床上顯著的糖尿病性黃斑水腫（clinically significant macularedema, CSME）或糖尿病視網膜病變，其涉及或威脅黃斑的中心 500 μm，使用治療的藥物為消炎藥，其分為類固醇及非類固醇類，用患者病史作為考量依據。

- 早期治療糖尿病視網膜病變研究（ETDRS）將糖尿病性黃斑水腫定義為（若發現這些標準中的任何一個，必須在 2 週內轉介）：

(1) 距黃斑中央 500 μm 及以內有視網膜增厚（黃斑 = 5.5 mm；中心凹 = 1.5 mm）。

(2) 距黃斑中央 500 μm 及以內有硬性滲出，同時存在鄰近視網膜增厚（此不適用於此前有視網膜增厚，治療成功後殘餘的硬性滲出）。

(3) 一處或多處視網膜增厚的面積為 1 個或大於 1 個視盤面積，且此病變的任何部分距黃斑中心為 1 個視盤直徑之內。

5.7 高血壓／心臟病

臺北榮總／陽明醫學院的一研究團隊調查了 112,460 基本開角性青光眼（primary open angle glaucoma, POAG）病人病史，與 449,840 控制群病人對比，[15] 結果發現與 POAG 相關的系統疾病，包括糖尿病（p < .001）、低血壓（p < .001）、障礙性睡眠中斷（obstructive sleep apnea）（p < .001），以及冠狀血管心臟病（p = .024）。所有調查的病人中，296,975 人在參與前就有高血壓病史，而高血壓的分布率是 POAG 群的 56.5%，高於控制群的 51.9%。

已經有高血壓的病人，31% 也比較會發生 POAG。POAG 也比較會關聯到高血壓（OR = 1.31）、偏頭痛（OR = 1.17）、低血壓（OR = 1.61），以及障礙性睡眠中斷（OR = 1.25）。

因此青光眼病人有定期測量血壓的必要（而內科醫生應該要轉送高血壓病人做全盤眼檢）。

5.8 老人環

老人環會是驗光所常見的老人角膜變化，男多於女，與血脂代謝異常有關，亦與鈣質吸收過多，但與 omega-3 脂肪酸（如深海魚油）攝取成反相關，可以說是鈣化性血管硬化的指標。

如果出現在 30-49 歲有高血脂男性病人的角膜時，發生冠狀

---

[15] https://doi.org/10.1016/j.ajo.2020.04.020

動脈心臟病（coronary heart disease, CHD）及腦血管疾病（cerebral vascular disease, CVD）時的死亡率增高。

5.9 脂類病（Lipid disorders）

1.脂蛋白質（Lipoproteins）= 脂質（lipids）〔膽固醇酯（cholesteryl esters）〕+ 三酸甘油脂（triglycerides）+ 磷脂（phospholipids）+ 蛋白質（proteins）。

2.於禁食 12 小時後測量：LDL = TC – HDL – (TG/5)（如果 TG > 400，需做 direct LDL）。

LDL = 低密度脂蛋白（low-density lipoproteins）；TC = 總膽固醇（total cholesterols）；HDL = 高密度脂蛋白（high-density lipoproteins）；TG = 三酸甘油脂（triglycerides）；如果 TG > 400，可直接測 LDL。

3.代謝症候群（metabolic syndrome）是以下總和值大於 / 等於 3 計算：

- 腰圍 ≥ 40/35 吋（男 / 女）
- TG > = 150
- HDL < 40/50（男 / 女）
- 血壓 ≥ 130/85
- 禁食血糖濃度（fasting glucose）≥ 100

4.脂質的傳運

- 脂肪由乳糜微粒（chylomicron）自腸道黏膜運送到肝臟。
- 在肝臟內乳糜微粒釋出三酸甘油脂及部分膽固醇，是為低密度脂蛋白（LDL）。
- LDL 帶運脂肪及膽固醇至身體的細胞。
- 高密度脂蛋白則將脂肪及膽固醇送回肝臟。

5.脂質代謝異常

- 長期的高血脂（hyperlipidemia）會引起組織的脂質積留和細胞的損害，如動脈血管壁、皮下組織、肌腱和角膜（即角膜老人環）。
- 最大的影響是動脈血管壁。
- 膽固醇積集加上細胞增殖和條索狀纖維組織，造成動脈粥樣化斑（atheromatous plaque）。
- 動脈粥樣硬化（atherosclerosis）乃由於鈣化及斑塊潰爛，引起動脈變形和阻塞。
- 小分子 LDL 和 IDL（intermediate-density lipoprotein，中密度脂蛋白）均有形成動脈粥樣化的潛勢。

角膜周邊的老人環，左 1+，右 4+：

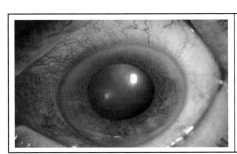 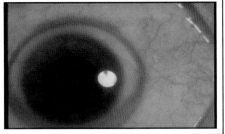

　　但是判斷血管的變化，更加精確的是看視網膜。而視網膜血管的變化，又平行於心臟血管的功能及風險因素，兩者關係密切：

高血壓性視網膜病變（hypertensive retinopathy） Grade 1：開始見到動脈血管狹小化，靜脈擴張，並有動脈疊壓靜脈的情況，稱爲 arterio-venous (AV) nicking。	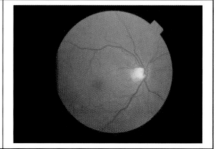
高血壓性視網膜病變 Grade 3：靜脈流出眼球時失調，引起血管擴張，微血管破裂出血。	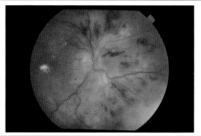
高血壓性視網膜病變 Grade 4：出血外，加上滲出液（exudates）、棉絨斑（cotton wool spots）的出現，嚴重的還會出現視盤膨脹（papilledema）。 如果眼底如此呈現，表示已有終端器官的傷害，即有高血壓危機，如血壓爲收縮壓 > 180mmHg 及／或舒張壓 > 120mmHg，病人需直接送大醫院急診室治療。	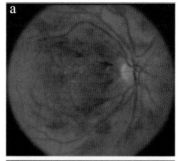 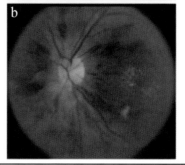

　　如果發現高血壓引起的視網膜病變，就還需要檢查頸動脈的通暢性，另外如前述，還會有雙眼複視（binocular diplopia）。高血壓病人常常因為腦壓上升，壓迫到經過腦子底部的 6th nerve，因而引起複視（diplopia）。像糖尿病人也會有雙眼複視，那是由於血液缺氧，影響到 3rd、4th、6th 的關係，基本上與高血壓不同。

5. 10 短暫缺血性中風（Transient Ischemic Attack, TIA）

　　驗光所也會遇到的病人因為單眼短暫時間失明，24 小時內復明，而來求診，此為內頸動脈的斑塊（plaque）小塊剝落的栓塞（embolus）阻塞眼動脈到視網膜的血流，稱為一時性單眼黑矇（amaurosis fugax（transient monocular blindness）），是一個會發生中風的警訊。

　　在 48 小時內發生中風的風險，可以下列因素計算：
- 年齡 ≥ 60y（+1）
- 血壓 ≥ 140/90 mm（+1）
- 臨床明顯徵象（+1-2）
- 時間長短（+1-2）
- 糖尿病（+2）

低風險 0-3，中度風險 4-5，高風險 6-7。

1.高血壓（HTN）器官損害
腦部：
——腦血管意外（中風）

──高血壓腦病症狀：意識模糊、頭痛、抽搐

視網膜：

──高血壓性視網膜病變

心臟：

──心肌梗塞（心臟病發作）

──高血壓性心肌病症狀：心力衰竭

血液：

──血糖值升高

腎臟：

──高血壓腎病症狀：慢性腎功能衰竭

2.美國心臟病學會（ACC）和美國心臟協會（AHA）訂定新的血壓標準

血壓標準	
Normal（正常）	血壓 < 120/80 mmHg
Elevated（危險群）	收縮壓：120-129 mmHg，舒張壓 < 80 mmHg
Stage 1（一級）	收縮壓：130-139 mmHg 或舒張壓：80-89 mmHg
Stage 2（二級）	收縮壓 ≥ 140 mmHg 或舒張壓 ≥ 90 mmHg
Hypertensive crisis（高血壓危機）	收縮壓 > 180 mmHg 及／或舒張壓 > 120 mmHg，若無其他症狀跡象，患者需要迅速改變藥物治療，若有器官損害跡象，立即住院治療

註：收縮壓 SBP：Systolic Blood Pressure；舒張壓 DBP：Diastolic Blood Pressure

3.如何測量血壓

- 水銀式血壓計（血流聲音）。
- 電子式血壓計（血管跳動）。

注意事項：

- 白袍症候群（white-coat syndrome）：指平時在家血壓正常，但到醫院診間讓身穿白袍的醫護人員測量血壓時，血壓會高於 140/90mmHg 的現象，可能是因為壓力緊張所致。
- 袖帶尺寸（cuff size）是否適合受測者。
- 休息至少 5 分鐘後開始測量，分別測量兩次血壓，取其第二次的血壓值或分別測量三次血壓，取其三次的平均值。
- 血壓值會隨時間不同而改變（清晨 5-6 點左右血壓值為一天當中最高的時候）。
- 年齡考量（>70 歲）。
- 季節考量（夏低──血管擴張；冬高──血管收縮）。

4.測量血壓

- 測量血壓前需淨空膀胱的尿液。
- 坐直（背部有支撐更好）且腳需著地。
- 測量血壓期間不可以說話，或隨意移動。
- 測量血壓期間被測量的手臂需有支撐的地方。
- 前臂的高度約在右心房（胸骨終點左右）。

5.高血壓類別的定義

Hypertensive crisis （高血壓危機）	即緊迫性高血壓／高血壓急症
Hypertensive emergency （高血壓急症）	血壓 > 180/120 mmHg 會有伴隨漸進性器官損害——腦部、心臟、眼、腎臟
Hypertensive urgency （緊迫性高血壓）	血壓 > 180/120 mmHg，但無漸進性器官損害
Malignant hypertension （惡性高血壓）	血壓嚴重升高伴隨視網膜出血、視盤乳頭水腫、腦病或急性腎病

6.緊迫性高血壓（Hypertensive urgency）處理方式

不遵守醫囑為常見的原因，目前的建議是通過使用口服抗高血壓藥物，在 24 至 48 小時內逐漸降低血壓。

7.高血壓急症（Hypertensive emergency）處理方式

轉至加護病房（ICU），控制血壓的降低限制了器官的進一步損傷，持續輸注可滴定的短效靜脈注射（IV）抗高血壓藥，無法使用舌下口服（SL）及肌肉注射（IM），DBP 降低 10-20% 或 1 小時降至 110 mmHg（主動脈夾層 10 分鐘）後，減少靜脈注射量（IV）。

8.高血壓危機（Hypertensive crisis）處理方式（以下為建議療程，實際劑量由主治醫師決定）

緊要性高血壓的處理

藥物	生效時	有效期	劑量	不良反應
Captopril	5-15 分	2-6 小時	口服／舌下 25mg 口服最大量限 50mg	高血鉀、血管性水腫、腎動脈硬化時腎功能減低
Clonidine	15-30 分	2-8 小時	口服 0.1-0.2mg，續以每小時 0.05-0.1mg 最大量 0.8mg	口乾、鎮靜作用、直立性低血壓、反彈高血壓
Labetalol	2 小時	4 小時	口服 200mg，續以每小時 200mg 最大量 1200mg	低血壓、暈旋、頭痛、作嘔、吐

9.藥物所引發高血壓危機

- Cocaine（咖啡因）
- Amphetamines（安非他命）
- Phencyclidine（搖頭丸）
- Diet pills（減肥藥）
- OTC sympathomimetics（非處方用的擬交感神經藥）
- MAO inhibitors/tyramine（單胺氧化酶抑制劑／酪胺）

第6章　青壯年人常見的眼睛問題

乾眼症／隱形眼鏡問題／感染／雷射近視矯正

6.1 乾眼症

　　乾眼症與種族有關，一般說來，亞洲人比白種人普偏，而亞洲都市空氣嚴重汙染，引起病情更加惡化。嚴重乾眼症（keratoconjunctivitis sicca）也是身體疾病的呈現症狀，這些疾病包括 Sjögren 症候群、紅斑性狼瘡（lupus erythromatosis），和極少見到，可能是藥物引起的全身皮膚與黏膜均乾燥化反應的 Stevens-Johnson 症候群。

　　測試：

- 驗光時，點人工眼淚水之後視力改善。
- 外部檢查包括以下數項：
  - 眼淚體積（phenol red thread/15 sec），螢光素染色時，病人向上方注視時的下眼皮與眼球間的棱鏡形成淚湖的大小。
  - 乾眼染色劑測試，使用 fluorescein、rose bengal、lissamine green。
- 眼淚測試：
  - 螢光素染色後估計淚液破裂時間 TBUT（tear breakup time）< 5 sec。

- Schirmer's test I and II（＜ 5-10 mm）淚液產量定量（test II 需使用角膜麻醉劑）。

治療：

- 各種人工眼淚，排淚孔栓（punctal plugs）。
- Omega-3 fatty acids 使用 3-6 個月。
- 抗炎劑（anti-inflammatories）每日 4 次點 1 週 qid×1wk，一天兩次點，一個月 bid×1 mo 再加用 immunosuppressants。
  - Steroids FML
  - Soft steroids（例如 Lotemax 0.5%）
- Immunosuppressants
  - Restasis（cyclosporin）一天兩次（bid）
- 自身血清製爲人工眼淚（autologous blood serum as artificial tears）。
- 新抗炎藥：Xiidra 每天兩次 bid。
- 瞼板腺功能障礙（meibomian gland dysfunction）：熱敷，以 Q-tip 沾無刺激性洗頭水或 Avenova 清洗眼緣（lid margin），或口服 doxycycline 50mg bid×2wks, 50mg qd×6 mo（no children ＜ 12yo, no pregnancy）；或點用 Azasite（azithromycin）1%。

6.2 隱形眼鏡問題

乾眼症會嚴重影響隱形眼鏡的戴用，如不舒適，戴用時間不夠長，易發生發炎及感染。

　　長期戴用隱形眼鏡可能發生的角膜變化：(1) 角膜水腫（corneal edema）；(2) 角膜緣充血（limbal hyperemia）；(3) 血管反應（vascular response）；(4) 上皮微囊（epithelial microcysts）；(5) 內皮多態性（endothelial polymegethism）。

　　最重要的概念是戴用隱形眼鏡等於是使角膜處在低氧狀態（hypoxia）。幾乎所有併發問題均因缺氧引起，而所有隱形眼鏡配鏡法及使用的材料均是為了避免過度缺氧而發展。乾眼症病人缺乏足夠的眼淚水以供應養分，潤滑角膜表面，更是火上加油。

1.複雜症與病人教育

　　隱形眼鏡配得再好，還是有一個無法控制的因素，即戴用鏡片病人是否完全依照醫囑行事。雖然如此，佩戴程序完成後，一定要教導病人如何避免發生角膜損傷的問題：

　　第一點：每日戴用時間不可過長，雖然有軟式可以長期戴用數週的鏡片，但事實上角膜生理有時並無法負擔，還是睡前取出為妙，然後按照廠商推薦的日程，換用新鏡片。鏡片使用過久，還會積有蛋白質（右圖），妨害鏡片透氧性。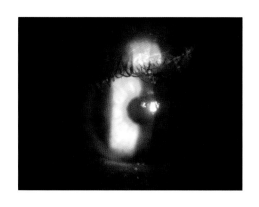如果戴用時間超長，會因為細菌的內毒素（endotoxin）引起發炎及感染。

　　第二點：養成衛生習慣，如先洗手再取用鏡片，而且除非日拋，鏡片要每日使用廠商推薦的清洗保持液消毒及儲存，溶液的新

鮮度極爲重要，每日拋棄，千萬不要回到原始時代，用鹽片加自來水或蒸餾水自製溶液，因爲有阿米巴感染的危險。再者，鏡片盒要定期換新或用沸水消毒，絕對不可讓殘餘鏡片液自乾，否則有些液體成分有助眞菌 Fusarium 的生長，引起嚴重角膜感染；Fusarium solani 角膜炎（keratitis）之首例發生在香港（2005 年夏天），然後新加坡也開始發現（1/27/2006）。

戴隱形眼鏡出了問題需要回診，已是人盡皆知，但是會出些什麼問題？一般大致上是發炎和感染，所以首先以抗生素加抗炎劑，如 Tobradex 處理，成分之一的 Tobramycin 治療 Pseudomonas aruginosa 感染相當有效。其他可能發生的情況如：

- 乾眼症惡化（生理性乾眼，眼緣感染發炎）
- 邊緣（limbus）發生新生血管（缺氧）
- 角膜水腫（缺氧）
- 浸潤（infiltrates，即發炎徵象）
- 結膜，角膜炎（bacterial, fungal, amoeba, viral）

相關病例亦列於下方：

| 淺點狀角膜炎（superficial punctate keratitis, SPK） | 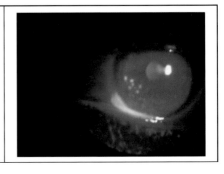 |

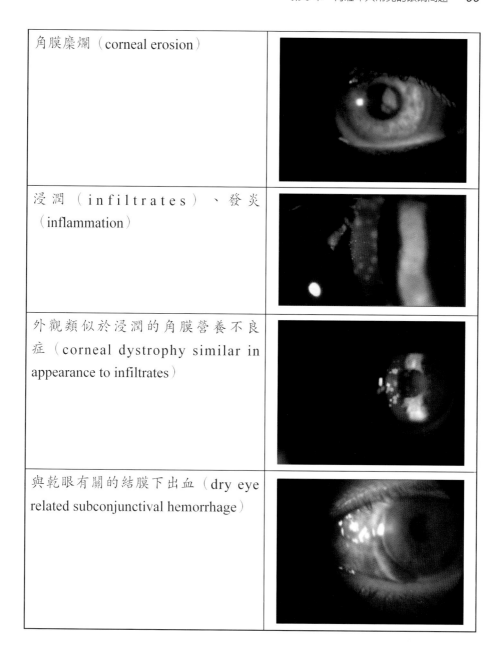

角膜糜爛（corneal erosion）	
浸潤（infiltrates）、發炎（inflammation）	
外觀類似於浸潤的角膜營養不良症（corneal dystrophy similar in appearance to infiltrates）	
與乾眼有關的結膜下出血（dry eye related subconjunctival hemorrhage）	

　　在這裡也提一下角膜結膜感染用藥原則，可增加知識。依感染病原，治療從略為簡單到極為困難，像與戴用隱形眼鏡有關的感

染，如果是真菌或阿米巴，絕對只有眼角膜科專家才會處理，所以完成配鏡程序後，一定要告知病人，如果不依照戴鏡指導發生感染，後果可能會到角膜移植甚或致盲的地步。

細菌性的結膜感染可以使用 aminoglycoside（例如 Tobrex）或 third-generation fluoroquinolone（例如 Ciloxan、Ocufloxor、Quixin）。

如果是感染性角膜炎，可用 4th-generation fluoroquinolone（例如 Vigamox、Zymar）。

Adenovirus 的感染分兩種：PCF（pharyngoconjunctival fever）及 EKC（epidemic keratoconjunctivitis）：

- PCF 是小兒病，症候包括發燒、喉嚨痛和結膜炎。治療方法是冷敷、人工眼淚、血管收縮劑，偶而用 alrex qid×4-6d
- EKC 是成年人病。嚴重的病例會到產生厚膜。剝除之後，用 Xylet q2h×2d，然後 qid×4d。
- 早期 EKC 可以用 Betadine 5% 治療：首先用 Proparacaine 0.5% 麻醉，然後點 1-2 滴 NSAID，接著用 2-3 滴 Betadine。請病人閉眼，眼球轉動以利 Betadine 之分布。也需用 Betadine 洗眼瞼，等待 1 分鐘再以生理食鹽水沖洗，最後用 Lotemax qid×4-5d

嚴重的如角膜感染到濾過性病毒 Herpes simplex 或 Herpes zonster，處理方法如下：

- Trifluridine：每 2 小時點一次，約 4-5 天，然後每 4 小時一次，再點 4-5 天。
- Gancyclovir (gel)：每天塗抹 5 次，4-5 天，然後一天 3 次，4-5 天。
- 提醒 1：有時也需用口服 acyclovir（400mg 每天 5 次，10天）

• 提醒 2：stromal herpes 需以類固醇治理，但 primary epithelial herpes 不可使用

2.COVID-19（Coronavirus Disease - 2019）

2020 年初發生了新型冠狀肺炎病毒（SARS-CoV-2），自中國武漢傳染到全球的大瘟疫。整合一下有關這種肺炎與眼結膜炎和隱形眼鏡配戴這兩方面：

臺灣的疫情控制中心（CDC）有注意到有些回國下飛機的旅客，在機場抱怨說眼睛紅不舒服，而後來確診 COVID-19 的病例。紅眼的原因很多，例如乾眼症處於乾燥的機艙裡，眼睛一定會不舒適。但是因為沒有當場檢查眼睛，也沒有從眼淚取樣追蹤，所以只能靠國外發表的文獻做判斷，目前認為不是主要傳染途徑，最早的文獻的來源有二：

一個是中國發表的論文，[1]在 60 眼（30 病人）中，有一眼（即 1.7%）檢查到結膜炎，並在其淚液結膜液中測到病毒的 RNA。另一是新加坡的論文，[2]在 17 個住院病人中，數次採樣，無一人（0）淚液或結膜分泌液中能查到病毒，僅有一病人發生結膜炎，但病因不明。

消息傳開後，美國眼科、視光眼科界寧可信其有，並且有幾位受感染的醫生自診，認為眼睛是一個重要傳染途經，因此檢查疑似傳染到 COVID-19 的病人時，不止口罩，也戴用護目（臉）罩，從

---

[1] https://onlinelibrary.wiley.com/doi/full/10.1002/jmv.25725

[2] https://www.aaojournal.org/article/S0161-6420(20)30311-0/fulltext

這裡延伸出來，就是勸告病人不可戴用隱形眼鏡。美國視光眼科界因為接觸到武肺發病的病人機會很低，但是認為一般性病人只要勤洗手，注重消毒隱形眼鏡及鏡片盒，也無大礙。事實上也無因為戴用隱形眼鏡的武肺確診例，而且戴用隱形眼鏡還有防戴口罩時，眼鏡鏡片因呼吸而起霧的麻煩。

當然這種全球性目前還在進行中的瘟疫，有朝一日總是會有大數據研究結果出現，那時才會有比較可靠的定論。

如果懷疑是真菌感染：

在微生物科菌種培養結果出爐之前，先假定是細菌感染，所以在等待期間先預防性的點用 Vigamox 0.5%，但要避免 corticosteroids。

如果證實是真菌，就開始用 Natamycin 5%，q15min×1h。

接下來數天中從 q30min 改到 q1h。

3 週時 q2h；5 weeks qid；6 weeks，bid，一直到 8 週。

可以考慮加用另外的 anti-fungal: Amphotericin B 0.15%，Fluconazole 0.2%。

阿米巴的角膜炎治療：

目前是使用消毒劑如 polyhexamethylene biguanide 0.02% 或 chlorhexidine 0.02%，可加以 propamidine 0.1% 或 hexamidine 0.1%。治療時間約 6 個月到一年。痛感是用散瞳劑或口服 NSAID，最終還可能需要角膜移植。

6.3 雷射近視矯正

最早的侵入性近視矯正是放射性角膜切開術（radial keratotomy, RK），一般是在角膜邊緣部劃放射式的 4-8 條線。Optomap 影像可以看到刀劃後略薄的角膜刀痕，因而能透光的投影，這可以解釋何以病人在強光下會有眩光刺激感：

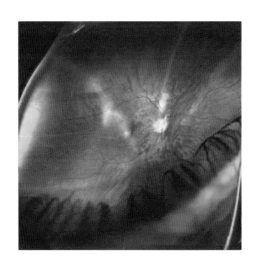

手術進展到使用雷射後，早期是表面手術，即不動上皮細胞，此法含 PRK、LASEK 及 Epi-LASIK，最近的是打開上皮細胞的皮瓣手術（flap surgery），如 LASIK（用 microkeratome 切開），Intralase LASIK（用 fentosecond 雷射為手術刀），sub Bowman's LASIK 等等。儀器多有 wavefront 引導。

不論何種雷射手術，均需一定的角膜厚度，選擇病人的條件為：角膜整體厚度至少要 500 μm。

1. 以角膜切割器（microkeratome）切開的上皮層厚度是 150

μm，每矯正 1.00D，需要從角膜再取下 10 μm。

2. 雷射手術後，剩下的角膜厚度應該至少 250 μm。

3. 一般留下 270-280 μm 比較穩定，並且留下足夠厚度，以防需要再手術的情況。

4. 依雷射照射圈的直徑，從 5-7 mm，和矯正度數可以估計手術切除角膜的深度（即除掉的角膜厚度），要記得只有 100 μm 可用，而且直徑小的話，如 5 mm，有的病人會看到切口的周邊，視覺亦模糊，對眩光敏感：

需矯正度數（D）	雷射光圈直徑 5 mm 時之切入深度（μm）	雷射光圈直徑 6 mm 時之切入深度（μm）	雷射光圈直徑 7 mm 時之切入深度（μm）
-1.00	8.3	12.0	16.3
-2.00	16.7	24.0	32.7
-3.00	25.0	36.0	49.0
-4.00	33.3	48.0	65.3
-5.00	41.7	60.0	81.7
-6.00	50.0	72.0	98.0
-7.00	58.3	84.0	114.3

痛不欲生（corneal neuropathic pain, corneal neuralgia）：手術後的眼痛

原則上乾眼症病人不合適做 LASIK 手術，最好先做治療。但是術後也會發生乾眼症，一直都認為是短期問題，手術中被切斷的神經末梢重生後，自然會還原。可是有些病人是長期性的困擾。

2019 年 2 月的一個自殺案件，引起很多人對 LASIK 手術的

議論，這個案例很不尋常，是底特律一位中年女士，電視氣象主播，在手術後不久自殺身亡，病人生前並無憂鬱症，但有自述過她術後視覺與腦思考力不能再同步進行。而且原來主播本來戴用隱形眼鏡並無問題，但是她的眼科醫師推薦新式的 SMILE（small-incision lenticular extraction），用飛秒雷射（femtosecond laser）開的刀。問題出在角膜的基質（stroma）裡之神經被切斷後沒有正常復原，結果是真的令人痛不欲生的「角膜神經痛（corneal neuralgia）」。這個診斷需用共軛焦顯微鏡（confocal microscope）才能察覺，否則一般會被誤診為懼光加乾眼症。

　　LASIK 手術不是完全成功的病人，常常因為視力不正常，到低視力科求診，我們當然盡力處理，如加戴鞏膜隱形眼鏡（scleral contact lens）來同時解決視覺和乾眼症的問題，現在看來，對一些有角膜神經痛（corneal neuralgia）的病人，並非真正有效的處理方法。至於在術前如何排除這些病人，在目前亦是無解。

第7章　幼兒少年學童的視覺

近遠視散光 / 弱視 / 兩眼不同工 / 遺傳病 / 出生缺陷 /
眼癌症如視網膜芽細胞瘤（retinoblastoma）

7.1 學童近視

1.現況

根據最新的國際組織 IMI 的報告：Interventions Myopia
Institute: Interventions for Controlling Myopia Onset and Progression
Report:[1]

"The overall conclusion of this review is that there are multiple
avenues for intervention worthy of exploration in all categories,
although in the case of optical, pharmacological, and behavioral
interventions for preventing or slowing progression of myopia,
treatment efficacy at an individual level appears quite variable, with
no one treatment being 100% effective in all patients. Further research
is critical to understanding the factors underlying such variability and

---

[1]　Invest Ophthalmol Vis Sci. 2019 Feb 28; 60(3): M106-M131. doi: 10.1167/
iovs. 18-25958.

underlying mechanisms, to guide recommendations for combined treatments. There is also room for research into novel treatment options."

翻譯：「這篇綜述的總體結論是，儘管在預防，減緩近視進展方面的光學，藥物和行為干預的情況下，個體的治療效果似乎存在很大差異，但在所有類別中都有多種值得探討的干預途徑，沒有一種療法對所有患者都是 100% 有效。進一步的研究對於理解這種變異性和潛在機制的基礎至關重要，以此引導聯合治療法的建議，並有研究新穎治療選擇的空間。」

也就是說過去幾十年的學童近視研究還是無定論，不但成因還是不明，而且無一矯正法是 100% 有效，是相當令人有挫折感的結論。

2.研究

(1) 先天後天之別

事實上學童近視（school myopia）的研究文獻是車載斗量、包羅萬象，而且我們早就知道學童近視有先天基因跟後天環境兩個因素，但那麼多年來，是哪幾個基因、在哪些染色體上、基因表達控制、產物為何等等，都還是無解。所以研究上，大家找環境因素找得很努力，像生活都市化、書念太多、假期太長電玩過多、晚上睡覺開了夜燈、戶外活動時間太短等等都多少有點關係。目前的共識是近距離工作過量是刺激眼球生長的主因之一，這跟非常舊的，假近視變成真近視的理論不完全一樣，但後者可能是其中一部分，所以在臺灣用睫狀肌麻痺劑（俗稱散瞳劑）治療學童近視很是流行，實驗上知道短期用藥是有效，可是一停用，近視一樣加深，最可惜

的是還沒有大型的長期個案追蹤性的調查，所以我們還是不知道有效到什麼地步，也不知道長期後遺症是哪些。

臺灣的假近視變成眞近視的理論是基於過分使用睫狀肌（ciliary muscle）進行近距離聚焦（accommodation），時間一久，睫狀肌無法鬆弛還原，就卡住了。是有假近視（pseudomyopia）這個現象沒錯，但是我們的理解是成年人的假近視並非永久性，度數不高而且很快復原，小孩的是否完全不同，不能復原，是有可能，但非刻在石頭上的定論。

最近有人做了臺灣學童近視的大型追蹤調查，[2] 其結論是"...baseline refractive status, parental myopia, area of residence, time outdoors after school on weekdays, and time spent on after-school tutoring programs are associated with risk of new-onset myopia."

翻譯：「……基線屈光狀態、父母近視、居住面積、工作日放學後的戶外時間，以及課外輔導計畫所花費的時間與新近視的風險有關。」

這是肯定了以前的研究結果。但我們眞正需要的是長期使用阿托品治療近視效果及副作用，超過平常僅爲 2-3 年的追蹤研究。

國外和臺灣都有研究報告，認爲學童每日在戶外活動兩小時，會有降低近視進展之效。我們自己的研究則發現小學生在戶外時

---

[2] Tsai DC, Fang SY, Huang N, Hsu CC, Chen SY, Chiu AW, Liu CJ. Myopia Development Among Young Schoolchildren: The Myopia Investigation Study in Taipei. Invest Ophthalmol Vis Sci. 2016 Dec 1; 57(15): 6852-6860. doi: 10.1167/iovs.16-20288. PMID: 28002845.

間與近視化無關，[3]所以還要更進一步調查。前者是延伸以前的放牛班，有近視的學生比升學班少，以及都市學生近視的比鄉村的多。所以因素並不單純，比如說戶外時間取代室內近距離工作，室外強光減低眼球生長率等等。當然小學生在戶外活動是比在室內滑手機、打電腦健康，只是要注意防止紫外線對眼睛的傷害，不然也是得不償失。

基因方面的研究則比環境因素的研究落後得多。我們知道眼球生長期是有基因在控制，可以推論每個人都至少有一個老闆基因（master gene），族群的基因突變常常以 SNPs（SNP = single-nucleotide polymorphism，一鹼基多形態變化）呈示，會直接或間接影響到老闆基因的功能。因此有的族群的小孩眼球會長太大，近視化，有的不會。

那麼我們能解決 SNPs 的謎題，不是也就能用目前最熱門的 CRISPR-Cas9 來做近視的基因治療嗎？當然基因治療還在起步階段，而且也不可能一下子普遍化到一針僅數十元臺幣。所以用光學、手術、藥物的處理還是有必要。

所以學童近視的基因方面的研究，可以說還在待命中。

(2) 學童近視的驗光

因為一個根深蒂固的假近視變成真近視的理論，臺灣的學童近視處理非常特別，就是視力異常的小孩依法只能由眼科醫師驗

---

3 Cheng, CY, Huang, W, Sun, HY, Su, KC, Peng, ML, & Cheng, HM. Myopization Factors Affecting Urban Elementary School Students in Taiwan. Optom.Vis. Sci. 2013; 90: 400-406.

光，因爲只有醫師才能使用睫狀肌麻痺劑（cycloplegics）來分辨出眞假近視。

可能臺灣應該多做一些有無使用麻痺劑比較的驗光結果調查／研究，如 2013 年一篇論文指出，即使是使用睫狀肌麻痺劑，用一般眼科常用的關閉式自動驗光儀，不如傳統的眼底鏡（retinoscopy）或開放式（open-field）自動驗光儀可靠，還是會誤判近視的度數。[4]在臺灣，預防聚焦（accommodation）的霧化眼底鏡檢查（fogging retinoscopy）已經行之有年，每個視光學系也都有課程教導，開放式（open-field）自動驗光儀也會慢慢的普遍化，睫狀肌麻痺驗光（cycloplegic refraction）的必要性應該還有考量的空間。

需要注意的是分辨假性近視（pseudomyopia）和假的近視（false myopia），兩者基本上都是睫狀肌（ciliary muscle）聚焦痙攣（accommodative spasm）引發的偏差，但是假的近視是因爲關閉性的自動驗光儀引起的儀器誘發近視（instrumentation myopia）。傳統眼底鏡（retinoscopy）和開放性自動驗光儀則不同，所以度數也比較準確。把儀器近視（也就是「假的近視 false myopia」）與假性近視（pseudomyopia）混爲一談，也是一種迷思。另一衍生迷思是家長有時會要求小孩眼鏡度數至少減低一百度（1.00D），也就是以低量矯正（undercorrection）來放鬆近距離聚焦。我們自己的研究發現，臺灣近視學童根本一大半沒有矯正，或沒有換新處方，等於是變相的校正不足（undercorrection），近視率照常世界

4　http://iovs.arvojournals.org/article.aspx?articleid=2150682

第一。也有別的追蹤研究發現，這樣的做法反而加速近視進展。

作業上，自動驗光儀的結果是僅可視爲初步數據，還要跟客觀檢影鏡（retinoscopy）對比，當然小孩最好能應答主觀驗光程序中的問題，眞正不行的話再運用睫狀肌麻痺驗光（cycloplegic refraction），這樣才能避免診斷與度數的錯誤。

(3) 近視不是病？

幾年前，視光界還在拼通過驗光師法的時候，電視上看到在立法院前面示威的人群中，有人舉牌，上面寫著「近視不是病」，意思是請醫病的（眼外科）不要撈過界，但這並不是完全正確的說法。因爲 (a) 學童近視發生的原因尚未釐清，還有 (b) 成人漸進近視有病因。

- 那麼有病因的近視是哪些呢？舉幾個例子說明：
- 隱形眼鏡引起的角膜水腫，又分爲 (a) 漸進近視（myopia creep），及 (b) 除下鏡片後的角膜變形。
- 糖尿病血糖上升。
- 先天性，糖尿病引發，老人性核質白內障。
- 圓錐形角膜。
- 先天性青光眼。
- 惡性近視。

(4) 惡性近視

後端葡萄腫近視（posterior staphyloma）是惡性近視的成因。右圖的 MRI 影像顯示這種近視的形態。

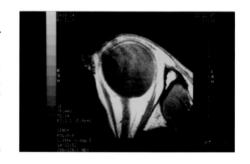

下引這篇論文可以做爲近視

眼眼球大小形狀的遺傳之討論起點：[5]

　　一般臨床 OCT 不能肯定葡萄腫的存在以及鞏膜的弧度。論文作者認爲兩者都無 3D 情報，所以不理想。但是對我們臨床上來說，以視光眼科的觀點，驗光加上 Optomap 就行。但是近視遺傳研究應該能從 10 種不同形態（見原文）的後端葡萄腫開始研究。

　　下圖來自同一病人，左眼正常，右眼高度近視，源自後端葡萄腫。

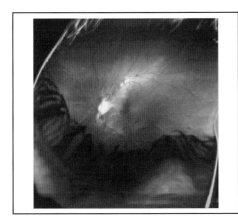 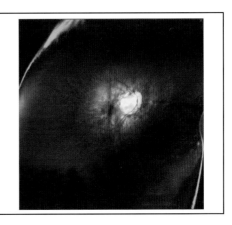

　　還有很重要一點：一般說法是高度近視會引發一些眼病，如視網膜病變及青光眼等，是由後端葡萄腫近視推斷的。特別是近視性黃斑部病變（myopic maculopathy），治療法與處理黃斑部病變（macular degeneration）一模一樣，就是在玻璃體內注射防黃斑區脈絡膜新生血管發生的藥，如 Lucentis 或便宜很多的 Avastin。

---

[5] https://www.retinalphysician.com/issues/2017/january-2017/posterior-staphyloma-in-pathologic-myopia

(5) 學童近視臨床矯正原則

可能因為遠距離視力模糊（跟近距離工作過量一樣）也能引發眼球過分生長，而生長一旦開始就不可收拾，一直到 18 歲左右才開始緩慢，以至停止。目前我們還不了解何以好好的眼球在各部組織同步生長會開始失調，知道的話就能想辦法制止。在沒辦法的情況下，原則上如果超過 75 度（0.75D）的變化，就應該及時矯正。

較新的處理法，ortho-K 角膜塑形，已在隱形眼鏡一節中討論。針對周邊遠視化失焦（peripheral hyperopic defocusing）的眼鏡和隱形眼鏡也在研發中，甚至已有臨床實驗，[6]但是尚無可靠測量方法可用，主要是因為其容易度不像角膜曲度測量，幾乎無法快速的測量眼後部的曲度，缺乏這項數據，就無法設計最有效的矯正鏡片，臨床上也就無法推廣。

目前可以運用的，如多焦隱形眼鏡、雙焦眼鏡、0.01% atropine 等各方法的優劣，可以參考 Noel A. Brennan, Xu Cheng, Mark Bullimore: Evidence-Based Efficacy of Myopia Control Interventions, originally shared at the American Academy of Optometry (AAO) annual meeting, 2018，[7]他們自 32 項研究報告整體統計分析後，所得到的結論是：

"Despite the popularity of low-dose (0.01%) atropine, there is no direct evidence of a reduction in axial elongation with this

---

[6] https://pubmed.ncbi.nlm.nih.gov/18355342/

[7] https://contactlensupdate.com/2019/04/18/evidence-based-efficacy-of-myopia-control-interventions/

intervention. Orthokeratology (in a cohort study) and spectacles (in a controlled, randomized study with selective inclusion criteria) have provided the largest recorded treatment effects. Soft, multizone lenses have the greatest weight of evidence but do not demonstrate superior performance possibly because of insufficient study periods. Increased time outdoors alone does not provide a large treatment effect but may be a useful adjunct therapy. It should be noted that rebound was not examined in any of studies except for one cohort study with low-dose atropine."

翻譯：「儘管低劑量（0.01%）的阿托品已經流行，但沒有直接證據表明這種處理會降低眼軸的伸長。角膜塑形術（一項隊列研究）和眼鏡（一項具有選擇性納入標準的對照隨機研究）提供了最大的治療效果證據。軟式的多焦鏡片具有最大的潛力，但可能由於研究期間，因時間不足而無法表現出可能是優異的性能。在戶外增加活動時間，不會提供很大的治療效果，但可能是有用的輔助療法。應該指出的是，除一項低劑量阿托品的隊列研究外，其他任何研究均未檢查出反彈效果。」

最近的 LAMP（Low-concentration Atropine for Myopia Progression）研究計畫認為 0.05% 比 0.025% 和 0.01% 阿托品既有效又安全，可為控制學童近視的首選。[8]但是這是一個兩年期的研究，所以也沒有顧及到停用後的反彈作用（rebound effect）。

各法的長期追蹤有無反彈作用，會決定真正的療效。目前已經

8　Yam JC, et al. Ophthalmology. 2019; doi: 10.1016/j.ophtha.2018.05.029.

知道 ortho-K[9]與 atropine[10]均有反彈，但何時可以到達終點停用，尚是不得而知。

　　也就是說在現代實證醫學的大前提下，臨床學童近視矯正還在等待確切證據。

(6) 未來研究方向

- 近視是眼球過分生長，但誘導因素不明，也有不同層次，最基層可能就是被 SNPs 影響的個人基因呈示，也可能是高一層，生理反應，由近距離工作過量與遠視覺模糊引發，接下來，第三層，以凹透鏡矯正似乎會造成眼球後端的球面（黃斑區除外）失焦，這個邊緣遠視失焦（peripheral hyperopic defocus）效應更加刺激眼球生長，然後還有第四層，環境的影響。

  第一層的基因因素目前也無法處理：(a) 不能說為了減少近視發生，要民眾注重優生學，那還有誰要結婚；(b) 就是能用基因治療，也是未來很多年之後的事。

  第四層環境影響的研究，到今天都是延伸「放牛班 vs. 升學班」，所以住郊區，戶外活動時間加長，功課量減少，課後不補習等等，在臺灣如果要改革大概也是說說而已。執行上，像改變學制，重新建很多玻璃窗、天窗的教室，跟改變學童生活方式和家長們「唯有讀書高」的觀念，都有極大的困難。

9　https://pubmed.ncbi.nlm.nih.gov/28038841/

10 https://www.aaojournal.org/article/S0161-6420(15)01189-6/pdf

最大的問題是根本沒有臨床數據證明，近視進展速率與戶外活動時間的長短相關。在戶外時間有益，只是說可能延緩近視的開始點。[11]

這也是為什麼全世界那麼多人做近視研究，因為層次很多，每一層次又可細分。近視的處理也是各式各樣，原則是只要是能抑制眼球的生長（目前以眼球軸長為指標），就是治本的好辦法。治標的像雷射矯正法並不很理想，因為與深度近視有關的眼病照常發生。所以我們能做得到的，還是得要回到第二、三層。

• 假近視（pseudomyopia）有兩個定義，一個是輕度遠視的誤判，另一是近視過度矯正，都是聚焦痙攣（accommodative spasm）的問題，多數會復原，不然人人近視。確是有真正的假近視，也只有 50 度（0.50D）左右，其他人是驗光方式不理想而引起的假的近視（false myopia）。

臺灣的假近視引發真近視的理論，短期內不會改變，所以要靠研究來修正。有個故事：最早用乙醚做開刀時的麻醉劑的是位牙醫，麻省總醫院還保留當年的建築 Ether Dome 為紀念。牙醫迄今還有使用麻醉藥的權利。延伸意思是任何醫療發明的第一人，就能保持使用權，視光研究也是一樣。

• 各種治療法都需要十數年長期追蹤。如前述，實證醫學還是需要實證，不然口說無憑。

---

[11] Rose KA, et al. Ophthalmology. 2008; doi: 10.1016/j.ophthalmol.2007.12.019.

7.2 斜視與弱視

斜視（**strabismus**）

大約 50% 的小兒斜視病例是出生時即呈現，如果是成人，成因會是腦損傷，如腦視丘腫瘤、出血性中風、甲狀腺病變或眼外肌外傷。這些潛在但為主因素，與弱視潛因素類似，理應優先處理。

斜視的基本分類如下，比較不明顯的情況可以利用兩眼角膜反光的部位判斷，正常時，兩眼角膜反光位置相同：

內斜（esotropia）例：左眼	
外斜（exotropia）例：右眼	
上斜（hypertropia）例：右眼	
下斜（hypotropia）例：右眼	

跟進補充分類：

- 持續或偶發（constant or intermittent）。
- 雙目（bilateral）同時聚中或外向。
- 單眼（unilateral）持續同一眼。
- 換眼（alternating）有時右眼，有時左眼。

治療原則：斜視無法根治，但是可以矯正，目標是讓病人達到近乎正常的雙眼視覺，包括不同方向直視和各個不同距離。

治療方法：

1. 遮蓋視力正常眼，強迫使用弱視眼：此法並不能改變斜視的方向，是在有弱視的情況下，遮正常眼以改良大腦詮釋弱視眼所接受的影像。

2. 眼鏡或隱形眼鏡可以改善病人聚光能力和視線（line of sight），促進兩眼共同視向。

3. 以棱鏡改變入射光線與影像的方向，從而避免複視。

4. 手術：目的是改變眼外肌的位置或長短，以使雙眼同時直視。術後可能需要一段時間的遮眼治療，然後戴眼鏡加強處理。

5. 注射玻尿酸可以取代手術，但效力是短期，約 3 週。原理是注射一眼使其眼外肌鬆弛，促進另一眼的眼外肌收緊，從而引起直視。

成人斜視多為外斜視，求診的原因多因為有複視、眼疲勞、雙眼影像模糊或重疊、眼周有拉扯感、閱讀困難，以及失去深度判斷能力。

處理方法，如前述，可以是以棱鏡矯正，但是如果斜視角度過大，例如超過 6PD，無法容忍，那麼手術可以減少度數，但只做手術，一般長期效果並不佳，術後應該輔以棱鏡做維持性的矯正。

弱視（amblyopia）

至於弱視的成因，如上所提，斜視爲其一。其他因素包括視線障礙，如天生性白內障、角膜病變，甚至過度眼皮下垂（ptosis），及一眼或雙眼有超高驗光度數，迫使一眼偏好使用，而另一眼視覺發展不正常變成弱視。雙眼均有超高驗光度數時，則常會出現屈光式弱視（refractive amblyopia），不過要排除兩眼均有 X 染色體串聯視網膜裂損症（X-linked congenital retinoschisis）的可能，這種兩眼均有弱視，如疑有潛在因素時，要做 ERG、VEP，以及排除腦病變影像如 X-ray、CT、MRI 以及眼底 OCT。

測試弱視的視力時，病人反應與一般不同，例如：(1) 單字母測驗比整個一行呈現時的結果爲佳；(2)Psychometric 視力值是 S 型（例如使用 Flom Chart C's 或 Wesson-Davidson Chart E's 測驗）；(3)用中性灰度濾鏡（neutral density filters）放在眼前時，視力大降；(4) 使用 2.5x 單眼望遠鏡時，視力改良超過預估值。其他如對比敏感並不受影響，彩色視覺爲正常，Amsler Grid 及電氣生理測試均爲正常。

處理弱視的時間性非常重要：

- 極端緊要期是從出生到 6 個月大的嬰兒，先快速去除病因再解決弱視問題，否則會致盲或發生眼球震顫（nystagmus）。
- 敏感期自 6 個月到 8 歲，否則會有視障。
- 易受影響期，自 8 到 18 歲，有主訴抱怨時即進行處理，但常復發。
- 18 歲以上爲殘餘的視覺（視丘）可塑期，但處理不太可能有效。

弱視的處理方法主要是遮蓋和藥物兩種：

　　遮蓋非弱視眼（occlusion 或 patching）的原則是遮蓋時數為：輕微的有 20/80 左右視力的，每天 2 小時，嚴重的 20/100 或更差的，每天 6 小時。

　　使用藥物主要是 1% 阿托品點在非弱視眼裡，此眼可以看遠但不能看近，所以能迫使弱視眼看近距離：

- 需要肯定點阿托品後的弱視眼，視力能支持近距離作業。
- 對阿托品的過敏反應病例極少（<1%）。
- 全身性併發症亦是既不尋常而且少見。
- 要告知家長，點阿托品的一眼瞳孔放大，而且大小固定不變。

　　屈光性弱視（refractive amblyopia）的光學處理原則：

　　如果兩眼均為近視或遠視，如劣於 -5.00D 的情況，是漸進的增加度數，一直到全度數矯正為止，但可以考慮減低度數，因為接受性較高；如果是 > + 2.00D 以上，也是漸進增加度數，但可以考慮少矯正 2.00D；如果散光高於 1.25D，也是漸進式處理，只是要先用試用鏡框（trial frame）試戴，才能知道適應度。

　　如果是兩眼驗光不同，差別是劣於 -2.00D 或 > +1.00D，可能用隱形眼鏡比較合適。如果原因是兩眼軸長不同，那就需要引用 Knapp's Law。不過臨床上還是需要考慮，矯正不等視（anisometropia）所用眼鏡鏡片，是兩眼不同厚度及曲度，外觀不佳，病人常常拒絕接受，還是得用隱形眼鏡。

　　有意思的是弱視還有心理作用引起的兩種不同情況，一是刻意的偽裝（malingering），有欺騙的意思，如由此申請視障保險金，或 12 歲小女孩，根本無視力問題，只是想和剛剛新戴眼鏡的最要

好朋友一起酷。另一是非故意的，包括歇斯底里症及 Streff 症候群（或 Streff's Juvenile Bilateral Amblyopia）。[12]歇斯底里症的典型顯現是在量視野時，隨時間越來越縮小，其次才是無原因的雙眼弱視。但 Streff 症候群相當特殊，一般是青春期女孩，功課很好，症狀多發生在考試期間、假期或春天。檢查時有下列幾項奇特反應：

- 驗光結果在 -0.50 至 +1.00D 之間，但使用正鏡片結果略佳。
- 遠距離的視力在 0.8 至 0.05 之間，帶著正的試用鏡片，走動時感覺有益。
- 近距離視力比遠距離視力差，正的鏡片能改善。
- 常用讀書距離爲 25 公分或更短，正的鏡片可以加長距離。
- 中央視向固定性不穩，正的鏡片有助。

所以處方可以是 +0.50 至 +0.75。但一定要與家長解釋清楚，最好在配鏡單上書面說明處方原因，家長了解後簽字爲證，否則下一位如果是不熟悉 Streff 症候群的驗光師或眼科醫師，會認爲是根本不需要的眼鏡。

7.3 基因和遺傳病

　　根據 Human Genome Project，人類的染色體共有 30 億個鹼基對（base pair），而 < 2% 含製造蛋白質之明碼，亦即是遺傳基因，共約有 20,000-30,000 個，染色體其他部分的功能則尚屬未知。目

---

[12] https://www.reviewofoptometry.com/article/when-stress-strains-vision

前已經知道約 200 餘基因與眼疾病有關。

　　眾所皆知，人類的染色體有 23 對，其中 A-M 是 13 個屬於 Combined DNA Index System（CODIS）（下圖，公共領域）乃美國聯邦調查局的 DNA 數據基礎，[13]用於印證罪犯身分之用。另一系統 NDIS（National DNA Index System）亦屬 CODIS，集合了全國大小司法機構的數據。

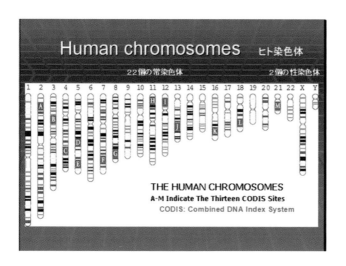

　　眼科方面，美國國立眼研究所〔National Eye Institute（NEI）Bank〕蒐集並組織化基因組（genome）資源供研究之用。而目前眼組織的數據基集包括了：

　　OMIM ™（Online Mendelian Inheritance in Man）：蒐集了所有已知遺傳病，並鏈接到人類基因組裡的相關基因。

　　RetNet ™（Retinal Information Network）：表列基因及基因位

---

[13] https://strbase.nist.gov/fbicore.htm

與遺傳性的網膜病。

　　至於基因在染色體上的位置是依照染色體號碼，長（q）或短（p）腕、第幾區（region）、第幾帶（band）及第幾次帶（sub-band）。如 CFTR 基因是位於 7 q 31. 2（下圖）。

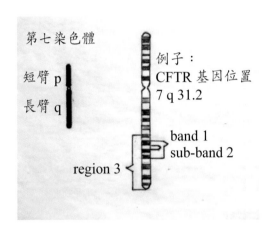

　　在這裡應該提到基因突變的新了解，稱為 single nucleotide polymorphisms（SNPs）或一鹼基多型變異，是指一個族群中遺傳下來的基因組各點的鹼基配列異同（base sequence variability）出現了一個新鹼基（如右圖 G-C 變成 T-A），而其發生之頻度超過 1%，此為一鹼基多形變異。

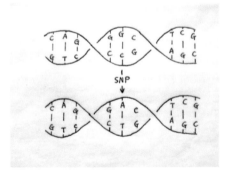

　　SNPs 是人與人之間最平常的基因異同點。一般引發疾病的單點突變是發生在基因本身或其控制區，SNPs 未必位於基因本身，而且不一定會影響到基因產生的蛋白質的功能。

　　平均 SNPs 每 300 鹼基發生一次，也就是人類的基因組中含一千萬個 SNPs，多數是位於基因之間的 DNA。當然如果 SNPs 是位於基因內或基因控制區，那會是比較直接的影響到基因的功能。

　　未來更多的研究會讓我們更了解 SNPs 在眼疾病（包括學童近視）扮演的角色。目前已有一例，即富克氏角膜失養症（Fuch's corneal dystrophy）之研究：

　　這是一個全基因組的關聯研究，比較 100 位 Fuch's 病人和 200 位控制群的基因組中，為數 330,000 的各個遺傳子（allele）的異同，或一鹼基多形 SNPs 的變化。結果發現 75% 的 Fuch's 病例乃與 TCF4 基因突變有關，是一組含三個鹼基反覆出現自 40 次至數千次，因而攪亂 TCF4 基因的功能。[14]

1.萊伯氏先天性黑蒙症（Leber's congenital amaurosis, LCA）

　　事實上，近年來的基因研究已經到可以用來治療的地步了。不久前，2018 年，美國 FDA 通過的 Luxturna 已經上市，治療萊伯氏先天性黑蒙症（Leber's congenital amaurosis）之用。目前費用是治療兩眼共美金 85 萬。病人是有 RPE65 突變的兒童，藥品公司的規定是：

　　"LUXTURNA is a one-time gene therapy for individuals with an inherited retinal disease due to mutations in both copies of the RPE65 gene. Individuals must also have enough remaining cells in the retina."

　　翻譯：「Luxturna 是一次性基因治療劑，針對 RPE65 的同一

---

[14] N Engl J Med 2010; 363: 1016-1024. doi: 10.1056/NEJMoa1007064.

對基因中均發生突變的遺傳病人，病人需有足量殘存的視網膜細胞。」

RPE65 位於染色體 1p31 鹼基對，自 68,894,506 至 68,915,641。

RPE65 基因是負責在視網膜色素上皮（retinal pigment epithelium, RPE）製造一個保持視環（visual cycle）正常運行，分子量為 65kDa 的蛋白質。

視環的作用是，光線進入視網膜時，會把 11-cis retinal 轉變為 all-trans retinal。從這一過程，啟動一系列的化學反應，從而產生電子信號。RPE65 蛋白質把 all-trans retinal 改變回到 11-cis retinal，由此視環可以重新運行。

不過有 14 個基因突變，每一個都能引發 LCA，比例達 75% 左右，也就是說，更進一步的研究可能會發現其他的基因治療劑。

所以我們是在見證基因治療時代的開始。基因治療運用到根治老人性黃斑退化的可能性，已經引發世界性深入研究，如果能有突破，簡單化的研發幹細胞製劑，能大量供應，治療費用應該也會隨之大幅下降。

除 LCA 外，還有一些遺傳性的兒童低視力眼疾，我們可以看幾個例子。

2.Stargardt 黃斑變性症（Stargardt's macular degeneration）

出於 ABCA4 基因突變而引起的，類似老人性黃斑退化的病變，也是失去中央視野。目前尚在研發中的處理法，包括基因治療（Oxford BioMedica, UK）、幹細胞移植（advanced cell technology in Santa Monica, CA），以及不會結團的特種維他命 A 服用（研究者為 Ilyas Washington, Dept of ophthalmology at Columbia University

Medical Center）。

3.雷伯氏視神經萎縮症（**Leber hereditary optic neuropathy, LHON**）

LHON 的起因是線粒體的 DNA 突變，包括 MT-ND1、MT-ND4、MT-ND4L，或 MT-ND6。通常在十多至二十多歲開始發作，多為男性。有一小部分病人中心視覺會慢慢變好，但是絕大多數病例，演進成永久性的喪失視覺。

治療上可以使用 Idebenone，臨床試驗證明每天口服 900mg，於 24 週後，明顯能抑制病情或改善視力。[15]

4.網膜芽細胞瘤（**Retinoblastoma**）

這是一種小兒眼癌症是第 13 號染色體 q14 位置的 Rb 基因有突變或欠如（刪除突變）。可以分成兩型：(1) 家庭性，即遺傳到父母均有的不正常 Rb 基因；(2) 片眼性，這種並無遺傳性，較為緩和，但也同樣是癌症。治療與他種癌症類同，但常常眼球必須摘除，保命為主。

5.Usher 症候群

這是一種夜盲症（網膜色素變性症，retinitis pigmentosa），同時有聽力障礙。

分成 3 型，最嚴重的是 USH1，中度的是 USH2，較輕微的是 USH3。已知 12 個遺傳子座（loci）能引發 Usher 症候群，其中 7

---

[15] Drugs. 2016 May; 76(7): 805-13. doi: 10.1007/s40265-016-0574-3.

個遺傳子座及相關蛋白質已經被找出。

USH1 的基因是 MY07A、USH1C、CDH23、PCDH15，以及 SANS；USH2 的基因是 USH2A；USH3 則是 USH3A。

分辨何型在病人及其家屬教導上非常重要，比如 USH1 病人會有重度聽障，應該要在 10 歲之前，即在視力完全喪失前，就要學習盲人點字（Braille）。

6.黏多醣症（**Mucopolysaccharidosis I, MPS I**）

此症的病理是病人缺少 a-L-iduronidase，引起糖胺聚糖（glycosaminoglycans, GAGs）的蓄積。是常染色體隱性（autosomal recessive）遺傳，基因位於 4p16.3。重症型於出生後 6 個月以內發病。中間型例（Hurler-Scheie and Scheie）在 3 到 8 歲時發病。頻度 10 萬人中 1 人，重症型在 10 歲以下死亡，中間型之壽命與普通人相同。

7.溶酶體儲積症（**Lysosomal storage disorders**）

此症為多於 40 種的一群溶酶體失常病。溶酶體內部的 pH = 4.5，可以分解細胞成分、食物片、細菌及濾過性病毒。但是酵素，如酸水解酶（acid hydrolases）、脂酶（lipases）、蛋白酶（proteases）、核酸酶（nucleases）、澱粉酶（amylases）欠損時，每一個相關基質（substrate）會聚積，而引起疾病，甚至不可逆的損害。

其中一例是 **Fabry** 病，為性染色體溶小體儲積症（**X-linked lysosomal storage disease**），病人呈現多葉螺旋槳形白內障，結膜及視網膜均有蛇形血管，但眼底觀察，亦因白內障阻擋，不甚容

易。治療法就是補充 Fabrazyme (agalsidase beta)，Fabrazyme 可以降低一個叫 globotriaosylceramide（GL-3）的 substrate 量，否則，此化合物會積在腎臟血管內壁細胞裡。

8.性染色體劣性視網膜分離症（X-linked retinoschisis）

如父親正常 XY，母親爲帶因者 XX*（X* = 帶有突變），則 X*Y 子有遺傳，XY 子正常，XX* 女兒爲帶因者，而 XX 女兒正常。

性染色體隱性遺傳

父 正常 XY		母 帶因者 XX	
子 患者 X*Y	子 正常 XY	女 正常 XX	女 帶因者 XX*

視網膜分離症（retinoschisis）（右下 4-6 點鐘，半圓形），後以視網膜脫落處理：

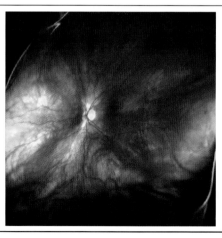

第8章　各年齡都會發生的問題

8.1 外傷

　　此需急救。如果是病人被強鹼或強酸潑到眼睛，立即使用生理食鹽水或自來水沖洗數十分鐘，然後送急診。兩者都會破壞蛋白質引起眼組織的傷害，強鹼的破壞性又是特高，因為無法從眼組織完全清除。

　　如果是穿透性外傷，例如敲打金屬時，常會有極小碎片高速穿透眼球，如果含鐵質，其毒性會殺傷角膜和視網膜，所以需要取出（如玻璃體切除，vitrectomy），如有必要必須縫合傷口。有時水晶體被穿破，發展成白內障，亦需摘除。平常以螢光素染色，在裂隙燈下可以看到液體從眼球內流出，此為 Seidel sign。

　　病人被低速鈍物打到眼睛時，例如被書架上掉下的教科書打中眼部，事後外觀也許回復正常，但鈍性衝擊的水晶體會慢慢發展成白內障，潛伏期相當長，有數月之久。高速鈍物如棒球擊中眼眶／眼球時，除眼球本身受傷外，常常還會發生眼窩底部骨頭破裂，如果眼球移位會有複視，大醫院急診室為此種外傷的最佳處理地。

　　潛伏期特長的是病人跌倒或車禍時撞到頭部，有的人數年後才發生視網膜脫落。

8.2 隱形的隱形眼鏡

這也是偶爾會遇到的情況。病人常有異物感，也常常誤以爲鏡片藏在眼球後方，需要手術取出。事實上鏡片一般躲在上眼皮與眼球上部結膜之間。完整的硬式、軟式鏡片很容易以裂隙燈觀察，軟式鏡片有時是碎片，需螢光素染色與眼球作爲對比。

取出時先滴生理食鹽水或其相當液體潤滑，用棉花棒 Q-tip 移到合適前方位置，硬式的需肯定鏡片確無吸附在眼球上的狀態，然後以軟橡皮製作的鏡片吸盤吸出，軟式的鏡片可以拇指、食指小心捏出。

因爲隱形眼鏡鏡片沒有毒性，不需急診。請病人安心，找個時間再到驗光所處理。

8.3 頭痛

頭痛因爲成因甚多，是診斷的大難題之一。一般認爲眼性疲勞（asthenopia）也是一種頭痛。其他像緊張性頭痛（tension headaches）也是大衆所熟悉。

至於偏頭痛（migraines）及更嚴重的集聚偏頭痛（cluster headaches）和眼性偏頭痛（ocular migraines，有先兆但不會發生頭痛），因爲有輝光前兆（aura，或稱 migraine prodrome），病人經驗到後，也常會到驗光所求診，以確定不是視覺的問題。

也有幾種頭痛，常見於驗光所，因爲跡象（signs）非常清楚，

均非眼疾病，均需轉診：

側頭動脈炎（temporal arteritis），診斷：高紅血球沉積率，代表全身動脈炎，需高劑量類固醇治療以防複雜症，可由心臟內科處理。	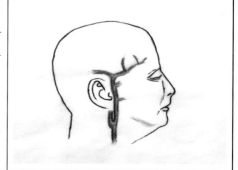
偽腦腫瘤（pseudotumor cerebri），也有視盤腫脹但非腦瘤或高血壓，常發生於服用避孕藥，體重略高的年輕女性，需要先由神經外科減壓處理。	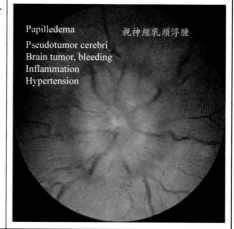
腦下腺腫瘤（pituitary adenoma）（右圖紅色部分），有時引起雙顳側偏盲（bitemporal hemianopia），腦瘤需由神經外科摘除。	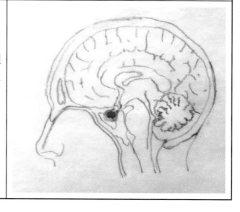

8.4 偽盲

　　正常的視覺表示從眼球一路到後腦的視丘（即 the visual pathway）都是正常。任何損傷或病變，都會引起視力或視野的變化。反過來說，如果所有組織構造都正常，而病人視覺有異，近乎失明，那是功能上的問題。不幸的是，這也包括偽盲（malingering）在內。

　　偽盲是一種欺騙行為，有異於一般能復原的短期失明，例如心理壓力過重引發的癔病性盲（1hysterical blindness），偏頭痛發作之前的亂像（aura），或者是中風前兆的暫時性腦缺血（transient ischemic attack, TIA）。都是視覺路徑（visual pathway）組織構造正常。

　　拆穿偽盲，有點像是醫師與騙子鬥智。因為這種案件一般有法律上的問題，所以診斷上的證據，必須儘可能的無懈可擊。傳統的辦法，是從視野測量著手，再加上其他輔助測驗，如用 OKN drum 誘引視動震顫（optokinetic-nystagmus），及電子生理的 ERG 或 VEP。

　　偽盲者的視野測量結果常常不合邏輯，是有可疑性的第一個指標。看到這種證據之後，偽盲人通常就會承認作假。但是如果偽盲人仿盲能力極強，不肯承認，真正鐵證如山的客觀證據，還得靠有最新的測謊儀之稱的功能核磁影像 functional MRI（fMRI）取得。

　　我們最原始的以 BOLD（blood oxygen level dependent）為基礎的 fMRI 研究，是看具有正常視覺功能的人的初級視覺皮質（primary visual cortex, V1）對棋盤格子式視標的反應（筆者為作

者之一）。[1]如果偽盲人在掃描之中故意閉上雙眼，那麼結果就不會很理想，不過可以用眼追蹤儀（eye tracker）實況記錄眼睛的開閉及移動。另外的辦法是 Sadato 和他的同僚們 [2-4] 發現，[2, 3, 4] 出生後即盲，和成年才初盲的病人，都有由手指觸覺解讀盲人點字，而觸動 V1 的現象。但正常視覺的病人，並無這種表現。這些結果顯示大腦對失去視覺後，很快的重新調整功能，即所謂的腦可塑性（brain plasticity）。從而也就能分辨出真盲和偽盲的差別，閉眼與否不再是難題。

需要注意的是並非偽盲的力多克症候（Riddoch syndrome），病人的視丘受傷後失去視力，稱為腦性視損傷（cortical blindness），但是能覺察得到動態的物體，最近有一個案例，發

---

[1] K. K. Kwong, J. W. Belliveau, D. A. Cheder, I. E. Goldberg, R. M. Weisskoff, B. P. Poncelet, D. N. Kennedy, B. E. Hoppel, M. S. Cohen, R. Turner, H. M. Cheng, T. J. Brady, & B. R. Rosen. Dynamic magnetic resonance imaging of human brain activity during primary sensory stimulation. Proc. Natl. Acad. Sci. USA 89, 5675-5679 (1992).

[2] N. Sadato, T. Okada, M. Honda, & Y. Yonekura. Critical period for cross-modal plasticity in blind humans: A functional MRI study. NeuroImage, 16(2), 389-400 (2002).

[3] N. Sadato, T. Okada, K. Kubota, & Y. Yonekura. Tactile discrimination activates the visual cortex of the recently blind naive to braille: a functional magnetic resonance imaging study in humans. Neuroscience Letters, 359(1-2), 49-52 (2004).

[4] N. Sadato. How the blind "see" braille: lessons from functional magnetic resonance imaging. Neuroscientist, 11(6), 577-82 (2005).

現病人後腦兩側，負責動態視覺的 middle temporal motion complex（MT+）均保留功能，雖然靜態的視野測試顯示爲全盲。[5, 6]

5　https://www.sciencedirect.com/science/article/pii/S0028393218302045

6　https://www.cns.nyu.edu/~david/courses/perception/lecturenotes/motion/motion.html

第9章　基本內科學知識

　　眼睛與視覺系統是人體生理的一部分，因此內科學為視光眼科學之基礎，應該是必修課程，一些常見的病變，追根究底還是源自系統疾病，而且有的眼疾病是系統疾病的先兆。反過來，從眼視光學補增內科學的學習方式亦無不可，本書採取兩種方式，或由眼疾進而探討與系統疾病的關係，但重點在眼疾的處理，或從系統疾病來了解眼部所受的影響，而其處理應該從系統著手，以下即特別選擇相關的風溼病學、神經病學、內分泌病學、心臟病學，以簡明手冊式病症之處理法為重心，也可以說是為未來視光課程的設計大綱。近年來還有病人隨身戴短期測試血糖，以及測試心電圖 EKG 的小型工具，訊息傳到手機後可上傳給主治醫師，更會是未來個人化慢性系統病處理的模式，而視光師所需的知識也會大量增加。

9.1 風溼病學

　　眼鞏膜（sclera）及鞏膜上膜（episclera，就是鞏膜的最外層）也屬結締組織，因此在治療個別發炎時，也需要考慮到鞏膜炎與鞏膜上膜炎兩者是全身性結締組織病變的一部分，重要特徵是：

- 鞏膜炎可以分成 3 型：最常見的是擴散性鞏膜炎（diffuse scleritis），其次為節狀性鞏膜炎（nodular scleritis），最嚴重的是壞死性鞏膜炎（necrotizing scleritis）。

- 鞏膜炎常常是發生自體免疫疾病（auto-immune disease）的先兆，如風溼性關節炎及紅斑性狼瘡（lupus erythematosus）。
- 一般而言，鞏膜炎罹患期從數月至數年，而鞏膜上膜炎的罹患期約數週而已。

葡萄膜炎（uveitis）也有可能是系統疾病的預兆：
- 並非所有發炎均因為感染引起，關節炎就是極少源於感染。皮膚刮傷也會發炎，隨後被感染，感染當然也會引起發炎。葡萄膜炎也可能是源於感染，或與感染無關，僅是發炎，隨症而異。
- 急性葡萄膜炎的症狀是疼痛、眼發紅，及懼光（photophobia）。
- 慢性葡萄膜炎的病人常抱怨隱隱的眼疼痛及／或視力模糊。
- 多半的葡萄膜炎病源不明，治療上是使用類固醇消炎，以防眼組織受到損害。
- 系統性的類固醇使用會有嚴重的併發效應，因此多數葡萄膜炎治療是採取眼藥式，或直接注射到眼外部。
- 這種局部類固醇治療也會有併發效應，如白內障、青光眼，以及免疫力抑制。

葡萄膜炎的治療藥物包括：
- 最有效常用的類固醇是 prednisolone 和 loteprednol。後者包括 Lotemax（0.5%）和 Alrex（0.2%）──兩個「軟性」類固醇，不太會增加眼壓。因為這些是酯化物，所以會很容易的被眼睛組織內的酯酶（esterase）分解。
- 類固醇的用法一般是如此：開始幾天，每小時或每兩小時點一次，到發炎能控制時，改成每天 4 次 qid 數日，然後一

天 2 次 bid 數天後再停劑。

- Prednisolone 如 Pred Forte 是藥效最高的類固醇，因爲它能很快的穿透眼組織。
- 另一群類固醇藥是 fluorometholone。這一群藥比較不會引起眼壓上升，又分酒精基及醋酸基兩種。酒精基的有 FML 0.1%；醋酸基的有 Flarex 0.1% 及 eFlone 0.1%。
- 其他的類固醇藥如 dexamethasone 是與 tobramycin 混合，成爲 TobraDex。Xylet 是 Lotemax 與 tobramycin 的混合劑。
- 最後一種是 Rimexolone，如 Vexol 1%，用來控制手術後發炎或治療虹彩炎。

虹膜炎（iritis，即眼前部葡萄膜炎（anterior uveitis））：
急性虹膜炎患者多爲年輕成年人，引起眼疼痛、紅眼及懼光。
　　急性虹膜炎有遺傳性，患者家族內常已有人罹患。這種遺傳會涵括其他疾病，如僵直性脊椎炎（ankylosing spondylitis，主要是下腰的關節炎）、發炎性腸病（inflammatory bowel disease, IBD，包括潰瘍性結腸炎（ulcerative colitis）及克隆氏病（Crohn's disease）），以及牛皮癬（psoriasis）。
　　與虹膜炎相關，但非家族性的系統疾病則包括：

- 白塞病（Bechet's disease）—盛行於亞洲與中東，又稱絲路症（Silk Road disease）。
- 克隆氏病（Crohn's disease），即慢性消化道發炎。
- 瑞愛特症候群（Reiter's syndrome，現稱反應式關節炎（reactive arthiritis），即關節炎是對在身體他處受到感染所起的反應）。

- 潰瘍性結腸炎（ulcerative colitis）。
- 風溼性關節炎（rhumatoid arthritis）。

虹膜睫狀體炎（iridocyclitis，屬眼中部葡萄膜炎（intermediate uvitis））：

- 虹膜睫狀體炎，顧名思義就是虹膜與睫狀體受到影響。
- 慢性虹膜睫狀體炎的症狀不多，但是會嚴重損害眼睛，特別是患有小兒風溼性關節炎（juvenile rheumatoid arthritis, JRA）的 2-6 歲的小女孩。很多這些小孩並不會或不願意抱怨說視力有問題。
- 小兒科醫生應該轉送患有 JRA 的小孩病人到眼科評估。
- 慢性虹膜睫狀體炎很多是在 JRA 發病後多年才會發生，因此病人到青少年期，均應定期檢查眼睛。

睫狀體扁平部炎（pars planitis，屬眼後部葡萄膜炎（posterior uveitis））：

- 睫狀體扁平部炎傾向在青少年群發生，原因不明。
- 睫狀體扁平部炎不與任何系統疾病相關。
- 症狀為視覺模糊及飛蚊症。
- 一般治療結果良好，極少數可能會有嚴重的視覺問題。

至於一般風溼病學含以下課題：

關節炎、風濕性關節炎、成人罹患性斯蒂爾病（Still's disease）及復發性多發性脊髓炎（relapsing polychodritis）、晶體沉積關節炎（crystal deposition arthritides，如痛風（gout）、焦磷

酸鈣沉積（calcium pyrophosphate deposition, CPPD））、血清陰性脊柱炎（seronegative spondyloarthiritis）、傳染性關節炎和滑囊炎（infectious arthritis and bursitis）、結締組織疾病（connective diseases）、系統性紅斑性狼瘡（systemic lupus eruthematosus）、血管炎（vasculitis）、IgG4 相關疾病（IgG4-related disease）、冷球蛋白血症（cryoglobulinemia）、澱粉樣變性（amylodoisis）。

　　以下選擇較為普偏，並與眼部病變有關的疾病課題，繼續討論：

關節痛患者的治療方法

- 關節（關節）vs. 關節周圍（滑囊炎、肌腱炎）疼痛：通常，主動 ROM（運動範圍）在關節周圍過程中，比被動 ROM 疼痛更大。
- 發炎性疼痛與非發炎性疼痛：發炎症包括腫脹、特定關節發熱／發紅，歷時數天至數週，早晨時間僵硬，動作／運動可以改善。
- 體格檢查：定位主訴並確定炎症跡象（敏感度為 50-70%）。

關節炎之處理

時間長短	慢性	影響關節數目	1	無痛感染
			2-4	無痛感染
				脊椎關節病
			>= 5	RA
	急性			SLE
				肌肉炎
				系統硬化症
				CPPD

血清反應陰性脊椎關節炎〔seronegative spondyloarthritis，即無類風溼因子（rhumatoid factor）或自身抗體（autoantibodies）〕則包含以下疾病：

- 僵直性脊椎炎（ankylosing spondylitis，最為平常）。
- 反應性關節炎〔reactive arthritis，Reiter 症候群：由他處感染引起的自體免疫反應（autoimmune reacting to infection elsewhere）〕。
- 乾癬性關節炎（psoriatic arthritis）。
- 發炎性腸道疾病相關的關節炎〔IBD-associated arthritis（IBD: inflammatory bowel disease）〕。
- 未分化（undifferentiated）。
- 眼睛相關的〔Reiter's syndrome —— 結膜炎（conjunctivitis）、葡萄膜炎（uveitis）〕。

結締組織的病變（connective tissue diseases）可以分成下列五項：

- 系統性硬化症（systemic sclerosis）及硬皮症（scleroderma disorders）。
- 發炎性肌病（inflammatory myopathies）。
- Sjögren 症候群（Sjögren's syndrome）。
- 混合式結締組織疾病（mixed connective tissue disease, MCTD）。
- 雷諾現象（Raynaud's phenomenon），手指與腳趾發麻並有冷感，一般與天冷或心理壓力有關。

診斷測試法：

- 類風溼因子（rheumatoid factor, RF）的測試，適用於懷疑是風溼性關節炎（rheumatoid arthritis, RA）、Sjögren 症候群，或冷球蛋白血症（cryoglobulinemia）。
- 抗核抗體（antinuclear antibody, ANA）測試是極為敏感，針對系統性紅斑性狼瘡（systemic lupus erythematosus, SLE）及藥物引發狼瘡之測出。
- Anti-dsDNA（anti-double-stranded DNA）抗體與狼瘡腎炎相關；其滴度（titer）常與 SLE 病況嚴重度吻合。
- 測試 anti-Ro（anti-SS-A）或 anti-La（anti-SS-B）可以幫助肯定 Sjögren 症候群或 SLE 之診斷。
- 抗中性白血球球細胞質抗體（anti-neutrophil cytoplasmic antibody）1 測試：對韋格納肉芽腫病（Wegener's granulomatosis）之診斷特別敏感並特定。
- 人類白血球抗原（human leukocyte antigen-B27）：常存在於僵直性脊椎炎（ankylosing spondylitis）及 Reiter 症候群，但對白種人測試價值有限。
- 紅血球沉降率（erythrocyte sedimentation rate, ESR）升高，可以診斷風溼性多肌痛（polymyalgia rheumatica）以及顳動脈炎（temporal arteritis），但特定性不高。
- ESR 值與 RA 病況相關，並且可以用來監視療效。

　　Sjögren 症候群多發生於 40-60 歲的女性，分原生（外分泌腺，如唾液腺功能障礙，exocrine gland dysfunction）與次生〔來自風溼性關節炎、硬皮病（scleroderma）、SLE、多發性肌肉炎（polymyositis）、甲狀腺功能減退（hypothyroidism）、HIV 等〕

兩類，其症狀含：

- 乾眼症（sicca syndrome）。
- 口乾。
- 腮腺（parotid gland）腫大。
- 陰道乾燥。
- 復發性非敏感性鼻炎 / 鼻竇炎（rhinitis/sinusitis）。
- 腺外呈現症：關節炎、間隙性腎炎（40%）、1 型腎小管酸中毒（type 1 renal tubular acidosis）（20%）、皮膚血管炎（cutaneous vascuitis）（25%）、神經病群（neuropathies）（10%）、邊緣或中樞神經系統疾病、間隙性肺疾病、原發性膽汁性肝硬化（primary biliary cirrhosis）。

診斷：

- 測量自體抗體（autoantibodies）：ANA (95%)，RF (75%)。
- 原生性加測 anti-Ro（anti-SS-A, 56%）及 / 或 anti-La（anti-SS-B, 30%）。
- 眼淚產量測試（Schirmer's test）。
- 眼部色素染色，如 rose bengal、lissamine green，或螢光素查看角膜與結膜細胞缺失。
- 活體標本檢查（biopsy）。

治療法：

- 眼睛：人工眼淚、cyclosporine 眼藥水（即 Restasis）。
- 口部：無糖口香糖、檸檬水果糖、唾液代替液、勤喝水、服用 pilocarpine 片劑、cevimeline 膠囊劑。
- 系統：非類固醇抗炎藥（non-steroid anti-inflammatory drugs, NSAIDs）、類固醇、改變疾病抗氣動藥物（disease-

modifying anti-pneumatic drugs, DMARDs）、靜脈注射 rituximab 劑。

系統性紅斑性狼瘡（system lupus erythematosus, SLE）

- 普偏發生率為 15-50 例／100,000 人，病人多為 20-40 歲女性。
- 女／男＝8/1；黑人／白人＝4/1。
- 遺傳性相當複雜，部分與 HLA 有關聯。
- 影響全身的體質、皮膚、肌肉骨骼、心肺、腎臟、新生兒、胃腸道、血液學、其他（乾燥綜合症、結膜炎或鞏膜炎）。
- 藥物引發的狼瘡在停藥後 4-6 週，病情通常可以翻轉。

至於 SLE 的治療藥物有甚多選擇，如下（括號內含英文縮寫及治療目標）：

- Hydroxychloroquine（HCQ，關節炎（arthritis）、漿膜炎（serositis）、皮膚病（skin disease））。
- NSAIDS（關節痛（arthralgias）／關節炎，肌肉風溼痛（myalgias, mild serositis））。
- Corticosteroids。
- Mycophenolate（MMF，腎臟炎（nephritis））。
- Cyclophosphamide（CYC，嚴重腎臟炎，CNS disease）。
- Azathioprine（AZA，腎臟炎，非腎臟病性，但 HCQ 不能處理（non-renal refractory to HCQ））。
- Methotrexate (MTX)。
- Cyclosporine（CsA，腎臟病（renal disease））。
- Bellmumab。

• Rituximab (RTX)。

與眼睛有關的是治 SLE 的藥物，特別是 HCQ 需要檢查是否發生黃斑變化。

9.2 神經內科學

眼神經病學是一特殊領域，以視覺線路病變爲中心，包括頭痛、複視、瞳孔反應異常、視野損失。從視野的損失可以判斷視覺路線的病變部位（如下圖），例如 2，即表示有發生腦下腺腫瘤的可能，大幅的視野缺失以簡易的對抗性視野測試（confrontational visual field testing）也能察覺：

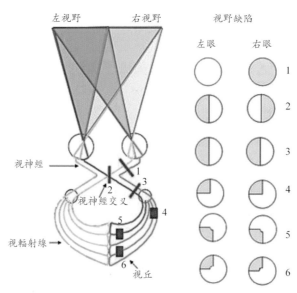

原圖來源：https://en.wikipedia.org/wiki/Visual_field#/media/File:
Hemianopsia_en.jpg

另一簡易測試法，即以筆燈（pen light）檢查瞳孔反應：

瞳孔反應異常

種類	臨床發現	損傷
Marcus Gunn pupil	瞳孔對感應光有反應但對直射光無反應	CN II
Hutchinson pupil	瞳孔開放對直射光及感應光無反應	CN III
Horner's syndrome	瞳孔縮小並同側眼皮下垂，面部流汗減少	交感神經
Adie's tonic pupil	對光反應不良，聚焦時反應慢	副交感神經
Argyll Robertson pupil	聚焦時收縮但對光無反應	前頂蓋

註：光直射一眼時，引起另一眼的瞳孔反應是爲此眼的感應反應；前頂
蓋（pretectum）位於中腦與前腦交界處

　　最大宗的神經科首遇，則是已經呈現精神狀態異常的病人，這種異常又分爲無反應（unresponsive，包括反應力減低或無法聽從醫護人員指示兩型），以及譫妄（delirium）和失智（dementia）。所以照護這型無法溝通的病人是有相當程度的困難，自然會影響到診斷的正確性和適當療程進行的及時性。

　　一般可以治療的精神狀態異常，其引發因素可以列出一個表，以幫助記憶的符號 AEIOU-TIPS 代表：

A	Alcohol（酒精）
E	Epilepsy（癲癇）、Electrolytes（電解質）、Encephalopathy（腦病變）
I	Insulin（胰島素）、Intussusception（腸套疊，小腸套入大腸造成的腸阻塞）
O	Opiods/Overdose（鴉片藥物／過量）
U	Urea（metabolic）（代謝性尿素）
T	Trauma（外傷）
I	Infection（感染）
P	Psychiatric（精神病）
S	Shock, Subarachnoid hemorrhage, Snake bite（休克、腦蜘蛛膜下出血、蛇咬）

初步檢查的項目包括：

- 取得病史（見證人的敘述以及病人本身的背景資料，均非常重要）。
- 一般體檢：取得客觀的生命指標（vital signs，指脈搏、體溫、呼吸與血壓）等。
- 神經科檢查。
  - 精神狀態判斷。
  - 顱內神經功能（cranial nerve functions）測驗：瞳孔反應（如果是針孔式，乃受鴉片類藥物影響）、眼外肌 EOM 動作、耳目反射反應（vestibolo-ocular reflexes）、角膜鼻內膜反射反應（cornea/nasal reflex）、咽阻及咳嗽反射反應（gag & cough reflex）。
  - 動感神經功能：自然動作（spontaneous movements）。

- 感覺神經功能，特別是痛感（response to pain）。
- 直覺反射（reflexes）：深部腱反射（deep tendon）、巴賓斯基反射（Babinski reflex）。

初步治療（用藥劑量由主治醫師決定，以下為參考用）：

- 復甦急救（resuscitation）。
- 固定受傷的頸部（immobilization if cervical trauma）。
- 靜脈注射葡萄糖之前要先用 Thiamine（100mg IV），否則有可能引發沃尼基腦病（Wernicke encephalopathy）。
- Dextrose（50 gram IV push）。
- 如果懷疑是鴉片劑，可以使用 Naloxone 0.01mg/kg。
- 如果擔心腦壓上升，可提高病床頭部位置，開始滲透療法（osmotherapy）、促進呼吸、使用 dexamethasone 降低腫瘤引起之水腫。

最需要注意的是器官的損害，特別是腦部供氧的問題，有兩種情況，根本缺（無）氧（anoxia）及低氧（hypoxia），起因是呼吸或循環的障礙。缺氧 3 分鐘腦部會發生永久性的損傷，缺氧 4-5 分鐘會導致死亡。其他器官一併受到缺氧損害的是腎（無法濃縮尿液）、肝（酶因損傷而流失，驗血值上升，而且肝不再能解毒），及腸（缺血性的損傷，會產生血便）。

為了促進腦損傷及心臟停止病人的存活率，處理是在急診就診後，進行引導性減低體溫（induced hypothermia）至不省人事（comatose），心跳停止病例是在救治 6 小時之內執行，體溫降到 32-34℃，保持 24 小時後逐漸升溫，每小時 0.5℃ 提升，腦損傷病例施行降溫治療的先決條件較多，需要排除如有腦出血史、腦血管結構異常、已知腦瘤、3 個月內已有缺血性中風史、出血中（如月

經）、懷疑有大動脈剝離或心臟外膜炎等等才能進行。依此處理的病人受到缺血腦損傷的程度較低。

　　降溫方式分內外兩種，內用是自鼠蹊靜脈注射冷卻後的常用靜脈輸液，主要有晶體輸液（crystalloid solutions，包括生理食鹽水、lacated Ringer's 溶液等），以及膠體輸液〔colloid solutions，包括白蛋白溶液、hydroxyethyl starch（HES）、dextran 和 gelatin 等〕兩大類；外用的是特別設計的流通冰水的毯子或者單純的冰袋。

　　腦中風的分類：

- 缺血性中風（ischemic stroke，平常因頸動脈阻塞）
  - 栓塞性（順著血流而阻塞遠端的腦血管）（embolic，～75%），驟然發生。
  - 血栓性（thrombotic，～25%），如口吃般斷續發生。
  - 其他：血管剝離（dissection）、血管炎（vasculitis）、血管痙攣（vasospasm）、血栓前狀態（prothrombotic states）、灌注不足（hypoperfusion）、遺傳（genetic）。
- 顱內出血（intracranial hemorrhage）
  - 腦實質內（intraparenchymal）以及蛛網膜下腔（subarachnoidal）出血。
  - 其他：硬膜外（epidural）以及硬膜下（subdural）血腫（hematoma）。

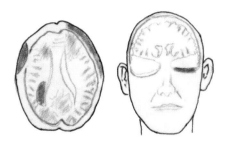

左：硬膜外，硬膜下，並顱內出血；右：蛛網膜下腔出血

血栓性中風的治療（以下為建議療程，藥劑量由主治醫師決定）：

- 溶解血栓（thrombolysis）：靜脈注射 tissue plasminogen activator（tPA），於 1 分鐘內一次注入（即 bolus），其餘於 1 小時內注射完畢。
- 血管內（endovascular）手術：裝置通過血栓的導管（catheter）。
- 血壓降至 < 185/110，考慮由導管直接溶血（lysis）。
- 24-48 小時內開始使用 aspirin（ASA），溶血 24 小時內避免使用抗凝血劑。
- 從大腦水腫發展至腦疝（herniation），常發生於中腦主動脈（middle cerebral artery）供血之大腦部或小腦中風 1-5 天之後。

預防方法：

- 抗血小板治療（anti-platelet therapy）：ASA, ASA + dipyrimadole, clopidogrel, cilostazol。
- 抗凝血（anticoagulation）。

- 長期控制收縮血壓目標爲 120-139mmHg。
- 抗膽固醇劑 statin。
- Fluoxetine（百憂解）。
- 頸動脈復甦（carotid resuscitation）：清除頸動脈（carotid endarterectomy）、加支架（stents）。

顱內出血治療原則：

- 逆轉凝血症（reverse coagulopathy）。
- 提高病床床頭角度至 30-45 度，嚴格控制血壓，收縮壓目標爲 < 160mmHg。
- 選擇蜘蛛膜下出血手術法：surgical clipping vs endovascular coiling of aneurysm/AVM。
- 開顱取出血塊（surgical evacuation）。
- 大腦靜脈竇栓塞（venous sinus thrombosis）：及早使用抗凝血劑，依照需要，處理顱內壓升高及抽搐發作。

重肌無力症（myathenia gravis）：

由於病人本身產生肌肉上乙醯膽鹼受器（acetylcholine recptor）的抗體，因此肌肉無法接受神經傳來的乙醯膽鹼（acetylcholine），因而無法活動，加上肌肉接受乙醯膽鹼的末端板（endplate）受損，其上的受器越來越少，病情惡化。

患此自主免疫症的病人常常到眼科及眼視光科診所求診，因爲常有的症狀是複視及眼瞼下垂。另外，顏面和咽喉異常的病況，包括言語不清、咀嚼吞嚥困難、面部表情呆滯、頸部與四肢肌肉衰退。如果胸部肌肉衰退影響到呼吸，是重肌無力最嚴重的症狀，稱爲肌無力危機（myathenic crisis）。

　　依病因而定，約 10% 病人以手術摘除胸腺，療效甚高。藥物如膽鹼分解酶抑制劑，或抑制免疫力的藥劑，均需終身服用，其治療因藥效減弱或有副作用，並不是特別理想。

　　肌肉病之病因：

- 遺傳性
  - 肌肉萎縮症（如 Duchenne 症）。
  - 肌強直症（myotonia）。
- 罹患性
  - 發炎。
  - 內分泌異常。
  - 藥物或毒物引起如酒精、類固醇、降血脂之 statins。

其他常見神經病包括下列數種：

- 除網膜病變外，糖尿病神經病變包括自律神經病變（autonomic neuropathies）、腰椎神經根壓迫（lumbosacral radiculopathies）、遠端對稱性感覺神經病變（distal symmetric sensorimotor neuropathy）。
- Guillain-Barre 症候群是邊緣神經發炎症，引起四肢軟弱、微刺痛感，也可能延續至臉部、上半身。
- 背痛腰痛
  - 肌肉骨骼起源：約 80% 患者有時經歷肌肉韌帶拉緊的疼痛、骨關節炎（osteoarthritis）、風溼性關節炎、脊椎滑脫（spondylolisthesis）、脊椎骨骨折（vertebral fracture）、炎性脊柱炎（inflammatory spondyloarthritis）、肌筋膜痛症候群（myofascial pain syndrome）。

- ■ 脊髓（脊髓病 myelopathy）/ 神經根（神經根病 radiculopathy）：退化外傷腫瘤感染各種因素。
- ■ 內臟疾病延伸的疼痛，如：腸胃、泌尿、血管。
- • 脊椎受傷引起的癱瘓
- ■ 頸部 C4, C6 受傷：四肢癱瘓（tetraplegia）。
- ■ 胸部 T6, L1 受傷：下身癱瘓（paraplegia）。

9.3 內分泌病學

腦下腺功能障礙

因為腦下腺體位於視神經交叉體（optic chiasm）之下方，所以如果發生腫瘤亦壓迫到交叉體，除頭痛之外還會引起視野的改變，這是眼科及眼視光科看診時會見到的病例。而且從嚴重頭痛及視野損失外，自呈現的相關病症，也能定位腦下腺前後體的病變：

腦下腺功能失常

部分	亢進	不足
前體	1. 巨人症 2. 肢端畸形 3. 肢端畸形巨人症 4. 庫欣氏症	1. 侏儒症 2. 肢端肥大症 3. Simmond 症
後體	ADH（antidiuretic hormone）過量	平淡型糖尿病（diabetes insipitus）
前＋後體		脂肪生殖器營養不良

腦下腺荷爾蒙分泌功能減低（panhypopituitarism）：

- 腎上腺皮質激素（ACTH, adrenocorticotropic hormone）引起腎上腺機能不全（adrenal insufficiency）。
- 促甲狀腺激素（TSH, thyroid stimulating hormone）引起中樞性甲狀腺低功能症（central hypothyroidism）。
- 泌乳素（PRL, prolactin）影響哺乳之產乳。
- 生長激素（GH, growth hormone）引起長期的骨質疏鬆（osteoporosis）、疲勞、體重增加潛在風險。
- 濾泡刺激素（FSH, follicle stimulating hormone）與黃體激素（LH, luteinizing hormone）：無精打采、性無能、月經異常或停經。
- 抗利尿激素（ADH, antidiuretic hormone）：痛經性糖尿病（diabetes insipidus，有異於眞正糖尿病 diabetes mellitus）。

荷爾蒙分泌功能異常增加，多爲功能性腦下腺腺瘤（functional adenoma）引起：

- 高泌乳素血症（hyperprolactinemia）（50% 的腦下腺腺瘤患者）。
- 肢端肥大症（acromegaly，GH 過多，10% 的腦下腺腺瘤患者）。
- 庫欣氏症（Cushing's disease，ACTH 過多；10-15% 的腦下腺腺瘤患者）。
- FSH & LH 增加（通常無功能性腦下腺腺瘤也能產生，但病人無症狀，FSH/LH 分子不完整，流入血液的量也不大，一般無法察覺，但因爲瘤體肥大會壓迫並破壞腺體本身，臨

床上呈現腦下腺體功能減低）。

甲狀腺病變：

- 甲狀腺功能過低（hypothroidism）（Hashimoto's thyroiditis，橋本甲狀腺炎乃自主免疫病變引起的甲狀腺發炎）。
- 甲狀腺功能過高（hyperthyroidism, Graves' disease），含突眼甲狀腺腫。
- 非甲狀腺疾患（non-thyroidal illness，甲狀腺正能病症（euthyroid sick syndrome）：血清內的 triiodothyronine T3 與 thyroxine T4）不足，多項因素引起，如飢餓、心肌梗塞、敗血、手術、血管支路手術、骨髓移植等。
- Amiodarone 所含的碘，引起的甲狀腺功能異常。
- 甲狀腺小節（thyroid nodules）。

腎上腺病變則包括：

- 庫欣氏症〔Cushing's syndrome，高皮質醇症（hypercortisolism）〕。
- 醛固酮增多症（hyperaldosteronism）。
- 腎上腺不足（adrenal insufficiency）。
- 嗜鉻細胞瘤（pheochromocytoma）。
- 無意中察覺之腎上腺腫瘤（adrenal incidentaloma，發生於 4% 的 CT scan 病人）。

9.4 糖尿病學

　　糖尿病白內障視網膜病變的觀察，已經在中老年人常見眼病一節中討論過，但還是不能忽略整體性糖尿病的病理及照護原則，否則無法真正了解糖尿病的實況，其有關眼睛病變的嚴重性，以及搭設與糖尿病科醫生知識上的溝通點。

　　1.糖尿病的定義[1, 2]

　　診斷糖尿病時，必須重複以下檢查才能確診

檢查項目	結果	備註
隨機血糖值（一天中任何時間，包括進餐後）	血糖值 ≥ 200mg/dL x2	若嚴重高血糖和急性代謝失代償，則為 x1
空腹血糖值（FPG）（禁食 8 小時的血糖值）	血糖值 ≥ 126mg/dL x2	
糖化血色素（HbA1c）	糖化血色素 ≥ 6.5%	正常人的糖化血色素應介於 4.3 到 5.6%
口服葡萄糖耐量試驗（OGTT）	口服葡萄糖耐量試驗 ≥ 200mg/ dL	不推薦

- 正常人的空腹血糖值在 100mg/dL 以下，介於 100 到 125mg/dL 之間，則屬於空腹血糖障礙（impaired fasting glucose, IFG），需要進一步做口服葡萄糖耐量試驗。

1　Diabetes Care, 2010; 33: s62.

2　NEJM, 2012; 367: 542.

- 糖化血色素（HbA1c）代表最近三個月的血糖平均值，此測驗不需空腹，而糖化血色素爲長期血糖指數比口服葡萄糖耐量試驗更好。
- 口服葡萄糖耐量試驗爲口服含 75g 葡萄糖溶液 2 小時血糖值，正常血糖值在 140mg/dL 以下，介於 140 到 200mg/dL 之間，則屬於葡萄糖代謝障礙（impaired glucose tolerance, IGT）。對於亞裔族群是較能確認是否有糖尿病或處於糖尿病前期的方法，因爲此族群有時可能空腹禁食，血糖正常，但飯後血糖已偏高，若只測試空腹血糖，常會誤診。
- 測試流程：

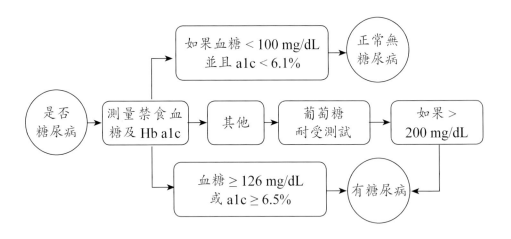

- 糖尿病前期：血糖值超過正常，但未達到糖尿病診斷標準，將來有可能會發展爲第 2 型糖尿病。
(1) Hba1c：介於 5.7 至 6.4%。
(2) 空腹血糖值：介於 100 至 125mg/dL。
(3) 口服葡萄糖耐量試驗：介於 140 至 199 mg/dL。

糖尿病血糖值（mg/dL）

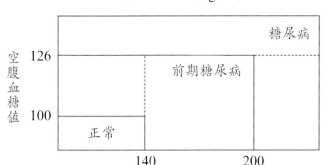

餐後 2 小時血糖值

　　預防：飲食和運動可降低 58%，Metformin 降低 31%（雙胍類降血糖藥爲治療 2 型糖尿病的一線藥物，特別是針對超重的患者），Thiazolidinedione（TZD）降低 60%（格列酮類降血糖藥爲胰島素增敏劑，治療 2 型糖尿病）。

2.糖尿病類別

1 型糖尿病（絕對胰島素缺乏症）	又稱胰島素依賴型糖尿病（insulin-dependent diabetes mellitus, IDDM）或青少年糖尿病（因屬於先天性疾病，大多在嬰兒時期至青少年期間發病），病因目前不明。由於身體無法生產足夠的胰島素或根本無法生產胰島素，屬於自體免疫性疾病，可能是基因或自體免疫系統破壞產生胰島素的胰腺胰島 β 細胞引起，因此患者必須注射胰島素治療，而典型的 1 型糖尿病發病症狀，包括俗稱「三多一少」的症狀：多飲、多尿、多食和體重減少。

2 型糖尿病（胰島素抵抗，胰島素相對減少）	又稱爲非胰島素依賴型糖尿病（non-insulin-dependent diabetes mellitus, NIDDM）或成人型糖尿病，病因是體重過重或缺乏運動，始於胰島素抵抗作用異常或細胞對胰島素沒有反應，而本身胰臟並沒有任何病理問題，隨著病情進展，胰島素的分泌亦可能漸漸變得不足。
2 型糖尿病患有糖尿病酮症酸中毒（DKA）	糖尿病酮酸血症可能在先前已知患上 2 型糖尿病，或具有 2 型糖尿病某些特點的人身上發生（如：肥胖、糖尿病家族病史）。此情況在非洲裔和拉美裔中比較常見，且一般被稱爲帶酮症傾向的 2 型糖尿病。
年輕早發型糖尿病（maturity onset diabetes of the young, MODY）	屬於單一基因體染色體顯性遺傳的早發性糖尿病，此基因大多數與胰島素分泌有關。次要原因：外源性糖皮質激素、胰高血糖素瘤、胰腺癌、內分泌疾病、妊娠期、藥物（蛋白酶抑製劑，非典型抗精神病藥）。

3.典型的病徵與症狀[3]

- 包括多渴症（polydypsia）、多尿症（polyuria）、發癢（pruritis）虛弱和疲勞，這些病徵與症狀在 1 型糖尿病更常見，而在 2 型糖尿病中以不同程度發生。
- 1 型糖尿病可能與體重減輕、酮症酸中毒有關，其躁動（restlessness）、易怒（irritability）和冷漠（apathy）的情形可能會變得明顯。

---

[3] Diabetes Care, 2012; 35: 1364.

4.糖尿病主要的症狀（以下粗字體在 1 型糖尿病更常見）

- 中樞（central）：多渴症（polydypsia）、多食症（ployphagia）、嗜睡（lethargy）、木僵（stupor）。
- 眼睛：視力模糊。
- 系統性：**體重減輕**。
- 呼吸氣息：有丙酮（**acetone**）的氣味。
- 呼吸：庫斯毛耳氏呼吸（**Kussmaul breathing**，呼吸快而深）、換氣過度（**hyperventilation**）。
- 胃：**乾嘔（nausea）、嘔吐（vomiting）**、腹痛。
- 泌尿道：多尿症（polyuria）、糖尿（glycosuria）。

5.糖尿病的屈光狀態

- 屈光的短期變化與血糖值高低變化相關。
- 有人聲稱血糖升高會導致近視轉變，有人則認為轉變是遠視方向。
- 最近的研究表明，至少在大多數情況下，當開始治療以控制高血糖和血糖值下降時，首先在幾天或幾週的屈光狀態會趨向遠視方向改變，然後幾個星期或幾個月逐漸恢復為原本狀態。

6.治療方案（Treatment options）

- 飲食。
- 胰島素（insulin）：[4]

---

[4]　NEJM, 2005; 352: 174.

- Lispro, aspart (2-4 hour duration; taken immediately before meal)。
- Regular (5-8h; 30 min before meal)。
- NPH (Neutral Protamine Hagedorn; 12-18h)。
- Glagine (once daily, AM or PM)。
- Determir (once daily)。
- 增敏劑（sensitizer）：減少胰島素抵抗：
  - 二甲雙胍類（metformin）：與飲食和運動一起使用。
  - 格列酮類（thiazolidinedione）：激活 PPARs〔即過氧化物酶體增殖物激活受體（peroxisome proliferator-activated receptors）〕。
- 增泌劑（lncretin）：抑制胰臟 β 細胞的 ATP-sensitive potassium（KATP）通道，而使胰島素釋放：
  - Glinides（又稱 meglitinides 類似物）：與胰腺 β 細胞的細胞膜上的 ATP 依賴性 K^+ 通道結合。
  - 磺脲類（sulfonylureas）：刺激胰島素釋放。
- α- 葡萄糖甘酶抑制劑（alpha-glucosidase inhibitor）：為降低碳水化合物之雙醣分解，延緩葡萄糖的吸收。
- α- 葡萄糖苷酶抑製劑（alpha-glucosidase inhibitor）。
- 胺基酸相似物：
  - Exenatide（GLP-1 類似物）：類升糖素胜肽 -1 受體的促效劑 glucagon-like peptide-1 agonist。
  - DPP-4 抑制劑（DPP-4 inhibitor）：二肽基肽酶 -4 抑制劑（block the enzyme dipeptidyl peptidase-4）。
- SGLT-2 抑制劑（SGLT-2 inhibitor）：

抑制鈉 - 葡萄糖轉運蛋白 2（inhibits sodium-glucose transport protein 2）。

- Amylin 類似物：可減低胃之排空速率，抑制升糖素之製造：普蘭林肽（pramlintide）：1 型和 2 型的胰島澱粉樣多肽類似物（amylin analogue for both types 1 and 2）。
- 胃繞道手術（gastric bypass surgery）：代謝手術。

7.糖尿病性酮症酸中毒（Diabetic ketoacidosis，DKA）

- DKA 起因的簡單記憶祕訣有幾個 I：(1)insulin deficiency 胰島素不足、iatrogenesis 醫源病（皮質素），(2)infection 感染（肺炎，泌尿系統感染）或 inflammation 發炎（胰島腺炎，膽囊炎），(3)ischemia or infarction 缺氧或梗塞（心腦腸各部）、intoxication 酒精或藥物中毒。
- 胰島素不足時，人體的生化反應是從代謝葡萄糖轉換爲燃燒脂肪酸，因而產生導致大多數症狀和併發症的酸性酮體。
- 糖尿病性酮症酸中毒可能危及 1 型糖尿病患者的生命，在某些情況下也可能會在 2 型糖尿病患者中發生。

8.高滲透高血糖狀態（Hyperosmolar hyperglycemic state, HHS）[5]

- HHS 指血糖超高 > 600mg/dL（但無 DKA）加上血清的高滲透壓 > 320mOsm/L，肇因與 DKA 相似外，加脫水及腎衰竭。
- 最常見於 2 型 DM 老年人患者，這些患者伴有某些疾病，導致體液攝入減少。

---

[5] Diabetes Care, 2003; 26: 533.

- 感染是最常見的先前疾病，但是許多其他情況也會導致精神錯亂、脫水或兩者兼而有之。
- 一旦形成 HHS，可能很難將其與先前的疾病區分開，併發疾病也可能無法確定。
- 在 1 型 DM 患者中也可能發生 HHS，但 DKA 比較常見。

低血糖（hypoglycemia）

- 低血糖症，是指血糖降至正常水平以下，約 < 55mg/dL。這可能會導致中樞及自主神經的各種症狀，包括動作笨拙、說話困難、混亂、意識喪失、癲癇發作，甚至死亡。也可能會出現飢餓、流汗、發抖和虛弱感。症狀通常快速呈現。
- 如果病人能口服吞嚥，第一線治療是給病人服用葡萄糖片、喝果汁。否則考慮葡萄糖液靜脈注射，或皮下，肌肉注射升糖素（glucagon）。

9.5 心臟病學

1.心臟結構

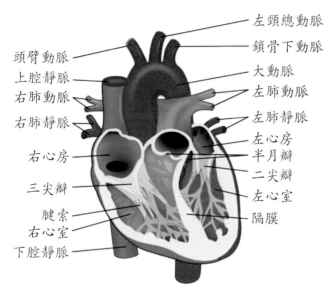

左頸總動脈
鎖骨下動脈
大動脈
左肺動脈
左肺靜脈
左心房
半月瓣
二尖瓣
左心室
隔膜

頭臂動脈
上腔靜脈
右肺動脈
右肺靜脈
右心房
三尖瓣
腱索
右心室
下腔靜脈

原圖來源：https://zh.wikipedia.org/wiki/%E5%BF%83%E7%93%A3

2.ECG 心電圖能夠顯示

右圖：1, 2, 3 = PQ, ST, TP 段（interval）；4, 5 = P 波，T 波時間（duration）；6, 7, 8, 9 = PQ, QRS, ST, PT 間格

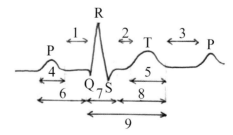

■ 速率和節律的改變：速率（心跳加快或緩慢 tachy/brady-cardia）以及節律（P 與 QRS 之關係）

- 間格和軸位（左／右軸位偏差）：間隔（PR, QRS, QT）改變，以及左右軸位偏差（LAD left axis deviation/RAD right axis deviation）
- 心房／室異常（左／右心房異常或左／右心室肥大）
- QRST 變位量

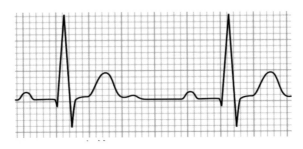

一般心電圖 1mm 小格□ = 0.04 sec；□ 5 mm 格 = 0.2 sec

3.12-lead ECG electrode placement（12-lead 心電圖的電極位置）

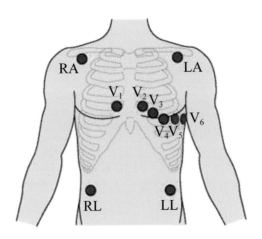

原圖來源：https://www.wikilectures.eu/w/Unipolar_and_bipolar_connection

心電圖

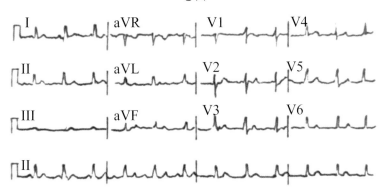

LIMB LEADS		PRECORDIAL LEADS	
I （Later left ventricle）	aVR （square root of squat）	V1 Septal	V4 Anterior
II （Inferior portion of the left ventricle）	aVL （Later left ventricle）	V2 Antero- Septal	V5 Later left ventricle
III （Inferior portion of the left ventricle）	aVF （Inferior portion of the left ventricle）	V3 Antero-Septal	V6 Later left ventricle

以上：來源相同的心電圖以彩色表示

➢ 心電圖基本判讀

✓ 定期不規律和不定期不規律 　（速度和頻率）	✓ 心室顫動
✓ 心率 　■實性心動過緩 　■實性心動過快 　■室上性心動過速	✓ 心臟傳導阻塞 　■1st degree 　■2nd degree (type1 and type2) 　■3rd degree
✓ 心房顫動	✓ 心肌梗塞（MI）
✓ 心房撲動	✓ 心搏停止（flat-line，需要 CPR）

4.心律不整（Cardiac arrhythmia）

一個不正常的心律過快或過慢的病症，心律失常常見的成因為心肌缺血（cardiac ischemia）、自主發送器過度放電（excessive discharge or sensitivity to autonomic transmitter）、接觸有毒物質（exposure to toxic substance）或病因不明（unknown etiology），心律失常可能導致猝死、暈厥、心力衰竭、頭暈、心悸或無症狀，心律失常大致分成兩種類型：

- 心動過速：心臟速率太快（成年人每分鐘高於 100 次）
- 心動過緩：心臟速率太慢（成年人每分鐘低於 60 次）

5.暈厥病因（Syncope etiologies）

- 神經心源性暈厥（neurocardiogenic，心跳率下降，供血不足）
  - 交感神經緊張（increase sympathetic tone）、心跳率與血壓下降。
  - 咳嗽（cough）、吞咽（deglutition）、排便（defecation）、頻尿（micturition）。
  - 碰觸眼睛會導致血壓急速下降〔touching the eye（角膜、眼皮）〕。
  - 起立性低血壓（orthostatic hypotension，姿勢突然改變，坐姿變站姿或站姿變坐姿）。
- 心血管（cardiovascular）
  - 心律失常（arrhythmia）（15%）。
  - 機械性（mechanical）（5%）。
- 神經性（neurologic）

6.心房顫動（Atrial fibrillation）（下圖：上方）

一種異常的心律，其特徵是心房快速和不規則的跳動。

7.心房撲動（Atrial flutter）（下圖：下方心動過速）

一種異常的心律，起始於心臟的心房，通常與快速心率相關，並歸類為一種上心室心動過速。

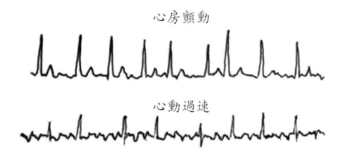

心房顫動

心動過速

8.ST 上升型心肌梗塞（STEMI）和非 ST 上升型心肌梗塞（NSTEMI）

STEMI：通常代表供應心臟的冠狀動脈血管發生完全被血栓阻塞之現象，需立即接受再灌注治療。

NSTEMI：心電圖上沒有顯示持續的 ST 段上升，利用血液稀釋劑肝素進行治療。

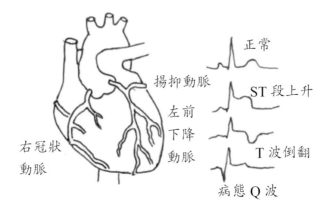

9.軸位偏差（Axis deviation）

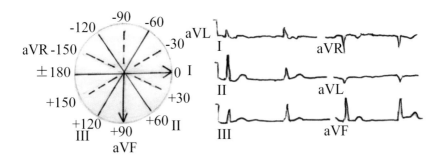

正常：QRS 軸在 -30° 和 +90° 之間；I 與 aVF 均正向。

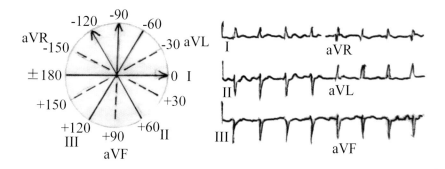

左偏：QRS 軸小於 -30°；I 是正向，II 及 aVF 均爲負向。

10.造成左側軸位偏差成因

- 退化（normal variant）
- 左前分支傳導阻滯（left anterior fascicular block）
- 左心室肥大〔left ventricular hypertrophy（rarely with LVH; usually axis is normal）〕
- 左束支傳導阻滯〔left bundle branch block（rarely with LBBB）〕
- 手術後造成心臟的移位〔mechanical shift of heart in the chest （lung disease, prior chest surgery, etc.）〕
- 下壁心肌梗塞（inferior myocardial infarction）
- Wolff-Parkinson-White綜合症，伴隨著有假性栓塞模式（Wolff-Parkinson-White syndrome with "pseudoinfarct" pattern）
- 心室節律（加速室性或室性心動過速）〔ventricular rhythms （accelerated idioventricular or ventricular tachycardia）〕

- 心房中膈缺損（ostium primum atrial septal defect, ASD）

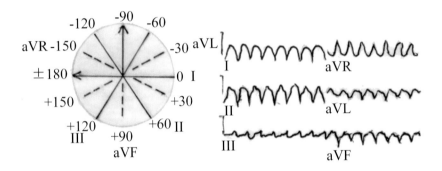

不定式 QRS 軸在 -90° 與 180° 之間〔又稱西北軸（Northwest Axis）〕。

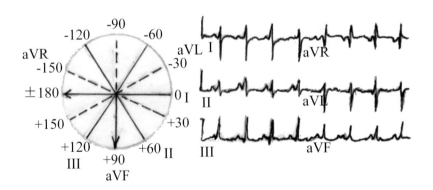

右偏差：QRS 軸大於 +90°；I 為負向，aVF 為正向。

11.造成右側軸位偏差成因

- 退化（normal variant）
- 右束支傳導阻滯（right bundle branch block）
- 右心室肥大（right ventricular hypertrophy）
- 左後分支傳導阻滯（left posterior fascicular block）
- 右位心（dextrocardia）
- 心室節律（加速室性或室性心動過速）〔ventricular rhythms（accelerated idioventricular or ventricular tachycardia）〕
- 側壁心肌梗塞（lateral wall myocardial infarction）
- Wolff-Parkinson-White 綜合症（Wolff-Parkinson-White syndrome）
- 急性右心壓力負荷過度（acute right heart strain/pressure overload）：also known as McGinn-White Sign or S1Q3T3 that occurs in pulmonary embolus（肺栓塞）

12.胸痛差異（Chest pain differential Dx）

- 心臟（cardiac）
  - ■ 急性冠狀動脈綜合症（acute coronary syndrome, ACS）：不穩定型心絞痛（unstable angina, UA）、非 ST 上升型心肌梗塞（NSTEMI）、ST 上升型心肌梗塞（STEMI）
  - ■ 心包炎（pericarditis）與心肌心包炎（myo-pericarditis）
  - ■ 主動脈夾層動脈瘤（aortic dissection）
- 肺（pulmonary）：肺炎（pneumonia）、胸膜炎（pleuritis）、氣胸（pneumothorax）、肺栓塞（pulmonary embolism）、肺動脈高壓（pulmonary hypertension）

- GI 腸胃：胃食道逆流／胃食道痙攣（esophageal reflux/spasm）、上腹痛（epigastric pain）、膽道疾病（biliary disease）、胰腺炎（pancreatitis）
- 肌肉骨骼（musculoskeletal）：肋軟骨炎（costochondritis localized chest wall sharp pain）
- 其他：帶狀皰疹（herpes zoster）、焦慮症（anxiety）

13.診斷方法
- 病史記載：疼痛（程度／嚴重性／位置）。
- 特定檢查：生命標記（血壓需測雙臂）、心臟、肺和腹部體徵。
- 12- 極心電圖（ECG 12-lead）：或亦加 V7-V9 檢查心肌梗塞後徵象。
- 生理標記物：Tn CK-MB。
- 胸腔 X 光檢查。
- 其他：非侵入性功能或影像學檢查和冠狀動脈血管電腦斷層掃描。

14.經皮冠狀動脈介入治療（Percutaneous coronary intervention, PCI）
- 球囊血管成形術（balloon angioplasty）
- 裸金屬支架（bare metal stents）
- 藥物塗層支架（drug-eluting stents）

15.心臟衰竭（heart failure, HF）

- 心臟沒有足夠的速度主動運輸血液（或異常高壓力）以滿足周圍組織新陳代謝所需的供血量。

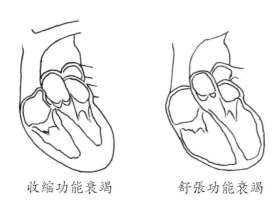

收縮功能衰竭　　　　舒張功能衰竭

分別為低 vs. 高輸出，左 vs. 右，後部充血 vs. 前部全身灌注受損，收縮 vs. 舒張，減少 vs. 保留左心室射出比率（血液輸出量）。

16.右側 / 左側 / 充血性心臟衰竭（R/L/Congestive HF）

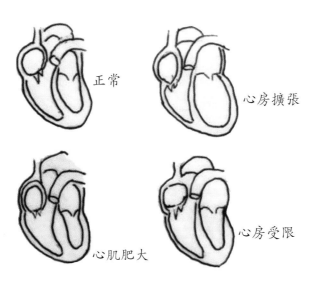

正常

心房擴張

心肌肥大

心房受限

17.心臟衰竭種類（types of heart failure）

- 心輸出過低衰竭（low output failure）

  ■ 收縮功能衰竭（systolic failure）

  　射出比率，EF ＜ 40-45%。

  ■ 舒張功衰竭（diastolic failure）

  　心輸出過高衰竭（high output failure）。

18.心臟衰竭診斷

- 血液測試（blood tests）。
- BNP 血液檢查（B-type Natriuretic Peptide (BNP) blood test）。
- 胸腔 X 光檢查（chest X-ray）。
- 心臟超音波圖（echocardiogram）。
- 射出比率（ejection fraction, EF）：指心室收縮時射出的血量比率，用以評斷心室收縮的功能（正常值為 55-70%）。
- 心電圖（electrocardiogram, ECG）。
- 心臟導管檢查（cardiac catheterization）。
- 壓力測試（stress test）。

19.心肌病（cardiomyopathy）

- 擴張型心肌病（dilated cardiomyopathy, DCM）：勞累過程中呼吸短促、疲勞、躺下時呼吸困難、腿部水腫、心悸和胸痛。
- 肥厚性心肌病（hypertrophic cardiomyopathy, HCM）：症狀一旦發生，通常與擴張型心肌病的症狀相同，有時第一個症狀可能是昏暈甚至猝死，也可能運動時引起胸痛。

- 限制性心肌病（restrictive cardiomyopathy, RCM）：腿部和腹部水腫／積水，勞累過程中呼吸短促。

20.心臟瓣膜異常（valves of the heart）

　　源自先天性出生即有，或後天疾病引發。因為異常瓣膜無法緊合關閉，常會發生血液回流，引起全身循環不順，發生症狀如心跳有雜音、加速、呼吸不暢順、輕輕使力氣喘不止、經常感覺疲勞。可以使用心臟超音波（echocardiography）觀察，輕微狀況定期複查，但嚴重的缺陷需要手術更換瓣膜。

- 大動脈瓣病病因（causes of aortic valve disease）
- 鈣質性大動脈硬化（calcified aortic stenosis）
- 風溼性心臟病（rheumatic heart disease）
- 細菌感染（baterial endocarditis）
- 天生僅二瓣之大動脈瓣（bicuspid aortic valve）
- 二尖瓣病病因（causes of mitral valve disease）
- 二尖瓣脫垂（mitral valve prolapse）
- 風溼性心臟病（rheumatic heart disease）
- 細菌性心內膜炎（baterial endocarditis）
- 缺血性心臟病（ischemic heart disease）

21.心包膜（pericardium）

　　一個圓錐形雙層纖維漿膜囊，包裹心臟和出入心臟大血管根部，心包膜的兩層分別為：內層的漿膜心包膜（pericardium serosum）和外層的纖維心包膜（pericardium fibrosum）。

- 心包炎（pericarditis）：症狀多半是突然出現的急性胸痛，

疼痛的部位在肩膀、頸部或背部，若坐姿較直，疼痛會比較和緩，若躺下或是深呼吸，其疼痛會加劇，其他症狀包括有發燒、虛弱、心悸及呼吸困難，偶爾也有漸進式發作的症狀。

- 心包滲液（pericardial effusion）：心臟周圍囊液中積聚的過多液體，通常心包囊和心臟之間有少量液體，此液體圍繞並幫助緩衝您的心臟，引起額外的液體可能的因素，包括心包炎（囊炎）、心臟病發作、手術、腎功能衰竭、感染或有時原因不明。

- 心包填塞（cardiac tamponade）：心包囊中積聚的血液或其他液體會對心臟施加壓力所引起，症狀通常包括心源性休克、呼吸短促、虛弱、頭暈和咳嗽。

- 縮窄性心包炎（constrictive pericarditis）：縮窄性心包炎是心包膜的長期或慢性炎症，可能導致疤痕，增厚和肌肉收緊或攣縮，隨著時間的推移，心包膜會失去彈性並變得僵硬。

22.主動脈瘤（aortic aneurysm）

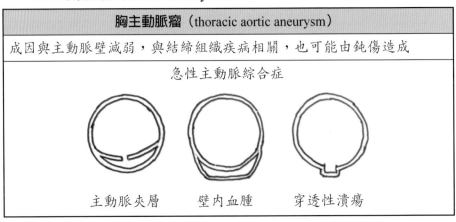

胸主動脈瘤（thoracic aortic aneurysm）
成因與主動脈壁減弱，與結締組織疾病相關，也可能由鈍傷造成

急性主動脈綜合症

主動脈夾層　　　壁內血腫　　　穿透性潰瘍

23.急性主動脈綜合症（Acute aortic syndromes）

成因可能包括由主動脈壁上的病變引起主動脈夾層、壁內血腫、穿透性動脈粥樣硬化性潰瘍或不穩定的胸部動脈瘤。

24.周邊動脈阻塞（Peripheral artery disease, PAD）

- 周邊動脈阻塞爲 20% 的 65 歲以上的美國人常見血管疾病。
- 周邊動脈阻塞常見於動脈粥樣硬化。
- 動脈阻塞造成腿部血流量下降，走路時腿部疼痛，最後可能導致壞疽或截肢。
- 由於動脈粥樣硬化是一種全身性疾病，周邊動脈阻塞患者可能會有其他部位動脈阻塞，例如：心臟病、主動脈瘤和中風，另外周邊動脈阻塞也是糖尿病、高血壓等疾病的指標。
- PAD 也可能由血栓造成。

PAD 診斷（PAD diagnosis）

- 最普偏的測試法爲踝肱血壓指數（ankle-brachial index, ABI）。
- ABI 爲 0.3（高風險），與 ABI 爲 0.95（正常或低風險）的患者相比，五年心血管死亡風險增加 2 至 3 倍。
- PAD 也可由核磁共振血管造影或電腦斷層掃描來診斷。

PAD 治療（PAD treatment）

- 可以使用具降低膽固醇或控制高血壓的藥物，藥物治療也被證明，可以顯著增加間歇性跛行患者的無痛步行距離和總步行距離。
- 可以使用其他藥物來預防血栓或動脈斑塊的沉積。

第 10 章　醫療之法律方面常識

　　醫療人員的法律保障是基於一般共認標準，也就是所謂的社團標準（community standards），這是非常重要的一個概念。將來臺灣視光業提升到一個層次後，空有虛名水準不夠的驗光師就會被淘汰。這要靠驗光師公會全國聯合會，因為其主要任務之一，就是要制定社團標準，公布每一個依國際標準制定的眼疾病的處理流程。不能訂得太低的本土化，或卸責式全部轉診到眼科，那會又回到是賣眼鏡的行業。如果執業是按照社團標準，那麼不幸發生爭執時，法律上驗光師可以據此力爭。

　　如果眼鏡度數有錯，或因製造過程有瑕疵，或病人驗光度有變化，這些是可以立即解決的小糾紛，有些時候的錯誤令人啼笑皆非，像這個眼藥處方的用法，被藥劑師寫成清醒時間每小時點右耳一次 "instill 1 drop into the right ear every hour while awake"，還好病人沒有上當。

　　以下等於是一堂醫—法（medico-legal）方面的課。還是強調，一定的地位也有一定的責任。如果不願意負這種責任，那還是考慮改行比較好。

　　全世界到處都有醫療糾紛，但美國大概最熱鬧，因為專攻這方面的律師很多，醫誤的例子也不少（估計約 20% 病人的遭遇）。根據 Massachusetts Lawyers Weekly 的報告，在 2015 年度醫師敗訴的前三名賠償金額（美金）是：

$35.4 million 賠償一產後中風的媽媽（mother's stroke following childbirth）

$3.6 million 賠償一未診斷爲大腸癌的病例（failure to diagnose colon cancer）

$1.08 million 賠償一手術後失明的病例（blindness in one eye after eye surgery）

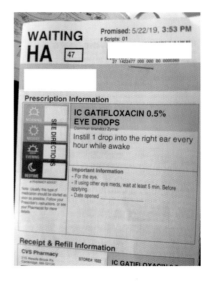

上引第三名是很單純的醫狀胬肉（pterygium）割除手術出了問題，因爲該眼外科醫師（JW）注射眼球後麻醉藥時，不小心打入視神經，而且引起中央視網膜動脈阻塞，病人眼睛痛了兩三天，一直到術後第四天才被另外一個醫師（LV）發現問題，但病人視力已從術前的 20/20 降到 0，LV 當場跟病人說是 JW 的過失，大概也是要自保。因爲第二天病人回診時是 LV 看的，但沒看成，因爲病人痛得無法張開眼睛。

陪審團判賠償的原因並不是 JW 醫師有業務疏忽，而是他提供給病人的手術同意書，沒有充分指明這種基本上是眼表面開的刀，也會有失明的風險。

除了醫療錯失引起死亡外，還有醫師左右不分，開錯刀的例子，比如拿掉健康的腎臟或截錯肢。腦子也有開錯邊的，很可能是片子是 X-ray、CT 還是 MRI 搞混了，一個是從頭往腳看，一個是反過來，所以左右方向不同。

眼科也有這種錯失，該開右眼，卻開了左眼的刀，這是 2011 年某美國的新聞報導：

When four-year-old JM went in for surgery last Wednesday, doctors were supposed to operate on his right eye to stop it from wandering. But his parents said that's not what happened.（上週三，4 歲的 JM 接受手術治療時，醫生應該進行右眼手術治療其「亂看」，但是他的父母說那不是事實。）

They said his eye surgeon first mistakenly operated on his left eye, realized her mistake and then repeated the same operation on his right eye – the correct eye.（他們說，眼科醫生首先錯誤地對左眼進行了手術，意識到自己的錯誤後，才對右眼重複了相同的手術──這才是正確眼。）

因醫療錯誤而死亡，是美國人死因第三位，僅次於心臟病和癌症，也印證了老一輩美國人的認知：到醫院乃是等死。眼科也有治療致死，大抵是醫師開了 timolol 眼藥，而應該但不知道病人有呼吸及心臟的問題，或極少發生的，開刀時病人對麻醉劑有過敏反應。

那視光眼科呢？當然也有人被告。早期 level 1 OD 醫療錯失被告上法庭，多是無法看到視網膜病症（包括能致命的腫瘤）或青光眼的誤診，而引起病人失明（要注意臺灣驗光師目前就是處於這個階段）。隨著科技發展與專業的成熟，這種比較低層次的錯誤雖然還是有，一般還是疏忽所致，但已經不多。不過高層次的錯失有時也令人搖頭。下面的例子是波士頓一個出名的專門用法律修理醫師的律師事務所，常常以告訴成功爲榮，這是用來招徠生意的案例：

有一 Type 1 糖尿病病人自 14 歲開始，就看同一位視光眼科醫師，一直看到39歲，都說是有非增殖性糖尿病性視網膜病變（non-proliferative diabetic retinopathy），繼續觀察即可。但最後一次檢

查的 6 週後，病人到另外一家眼科診所看病，被診斷為嚴重增殖性糖尿病視網膜病變（proliferative diabetic retinopathy），立即開始治療並開刀多次，但是終究無法挽回大部分視覺功能。病人認為是原來醫師的診斷錯誤，害他失明，所以告了一狀，還找來兩名專家作證，一是視網膜病醫師確認診斷有誤，另一是視光眼科醫師，他認為被告沒有按照一般共認標準執業。最後被告醫師選擇和解，賠償額是 US$850,000。

解決醫療糾紛的辦法臺美制度不同之外，臺灣的醫療糾紛性質又不太一樣，多半是病人不滿意手術的結果（特別是醫美），先在媒體告狀。這點在美國行不通，因為會影響到未來選擇陪審團成員的公正度。另外一點也很重要，美國的案件要先由一個叫「三人團（tribunal）」的初審，認為病人並非亂告，而是有正當理由，才會交由法院及陪審團審判。而且有的開審前就和解，因為這樣，所以真正達到訴訟階段的案子很少。

醫師的態度也很重要，認錯外加誠懇道歉的（如麻薩諸塞州，僅約 19% 病人收到道歉），一般病人也接受，死不承認的，惹怒了病人，會被告到底。

第11章　爲古人檢查眼睛

　　很可能因爲臺灣是全世界近視王國之一，所以對遠視的處理不是十分重視。

　　遠視的自動（生理）矯正是靠聚焦（accommodation），這個功能從小兒到成年人逐漸減少。如果正視眼，到 42 歲左右就不夠看近之用，也就是開始有老花眼。輕度遠視的人一直靠非自覺的調節功能（accommodation ）調節屈光 (a)，不夠的話，即中／深度遠視，才需要用凸透鏡協助 (b)，(b) 又稱呈現遠視（manifest hyperopia），如果用睫狀肌麻痺劑後驗光，得到的度數就是 total hyperopia (a) + (b)。但 (a) + (b) 值不能用來配眼鏡，度數過強。

　　因此小兒遠視矯正度數 (b) 不太容易拿捏，由於 (a) 的變化太大。

　　成年性漸進遠視（age-related progressive hyperopia ）比較單純，因爲 (a) 慢慢減少，所以需要調整／增加 (b)，青黃不接的時候，病人會自己想辦法，像老花眼鏡度數不夠時，戴在鼻端一樣，即用大角度（pantoscopic）法，如前總統蔣經國先生的肖像所顯示（下左，右圖是正常戴法，顯然重新配過鏡），來改良視力。事實上，常有病人在驗視力時，是抬高眼鏡從雙光眼鏡的下方看，也是同樣道理。

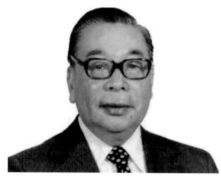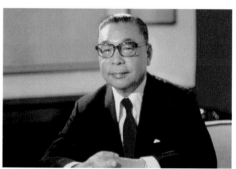

　　但是除了 (a) 因素外，糖尿病患者一般使用降血糖藥物後，屈光會往正值（遠視）的方向走 (c)，事實上是正常化。血糖高，水晶體的 sorbitol 上升，會積水，變得厚一點，屈光就會往負（近視）的方向走。所以蔣先生的遠視增加，也表示他的糖尿病治療有效。

　　如果病人一進你的診所，眼鏡跟蔣經國先生的戴法一樣（上左），不妨從 (a)、(b)、(c) 三方面著手。

　　很多人喜歡研究古人的病，像貝多芬全身是病，特別是耳聾的成因為何？莫扎特是鉛中毒、精神異常，還是被假的死神騙到過度恐懼而亡？柴可夫斯基是死於霍亂還是自殺等等。三國演義的主角劉備是雙手過膝（可能是 Marfan 症候群），項羽有重瞳（也許是 iris melanoma/coloboma），不一而足。

　　與視覺有關的也有，像梵谷到底是色盲，還是毛地黃素（digitalis）過量。他的〈星夜〉（Starry Night），大家都看過，因為是有過分強調黃色色彩的傾向加上模糊的星星，毛地黃素中毒引起的色覺變化，比先天性色盲的可能性高。

　　1500 年代西班牙大師艾爾・葛雷柯（El Greco，「希臘

人」的意思，1541-1614），本名是 Kyriakos（Doménikos）
Theotókopoulos，他畫的人像都是身材過分修長（下圖），有人認
為這就是他的風格，但也有人覺得他根本是視覺不正常。那麼以視
光的觀點，會是有什麼問題？

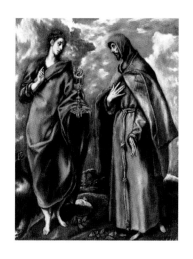

下面的連接是阿肯色州一所 Weiner
小學的藝術欣賞課教程，有更多 El
Greco 的畫作，可以參考：[1]

El Greco 問題的解答：

如果病人的主訴是看東西歪歪扭
扭的，我們立刻知道是 metamorphopsia
（變形），表示黃斑（macula）有病
變。但是 El Greco 是人物畫像拉長，
而且是一個方向，上下一致，即光學上
power meridian 90 度／axis meridian 180 度的散光。我們可以推測
El Greco 有 100 到 300 度之間的散光，即視覺上有上下拉長的趨
向，但也不是太模糊。如果是 +3D 高度散光，處方寫出來是 pl =
+3.00×90，寫成視光眼科界習慣使用的 minus cylinder form（負柱
式）是 +3.00 = -3.00×180。或許他覺得這種風格與眾不同，還特
意發展，我們不得而知。可惜當年算是驚世駭俗，他死後多年才出
名。

近代印象派的大師們幾乎都有視力／視覺的問題。[2]其中幾位

---

[1] http://www.weinerelementary.org/el-greco.html

[2] https://www.reviewofoptometry.com/article/through-the-eyes-of-an-artist

還是近視／老花呢。那時雖然已經有
光學眼鏡，他們也不去矯正，可以說
「霧裡觀花」乃是印象派的基礎。

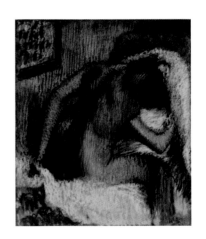

　　艾德加・竇加（Edgar Degas,
1834-1917）即是一例。他最出名的是
栩栩如生的人物畫，到晚年時的作品
（右圖），已經不再有細膩的細節，
原來擅長的線條著色技巧完全失蹤。
有人推測他患有視網膜病變，是真正
受到黃斑退化症影響的畫家。[3]

　　另一例是竇加的同僚莫內（Claude Monet, 1840-1926），此人
的病歷比較清楚，是患有白內障，長期困擾，而且第一眼手術結果
不佳，於 1923 年進行第二眼白內障手術，也是抱怨連連，一直到
德國蔡司公司為他配了一副白內障術後眼鏡，才算恢復部分可用視
力。

　　莫內的核性白內障開刀前後的彩色視覺差異相當的大，因此
他開始丟棄手術前的舊作，因為色彩太過偏黃，還好家人搶救下
來。現在舉兩幅畫對照：

3　https://www.nytimes.com/2018/06/19/arts/design/macular-degeneration-serge-
　　hollerbach-david-levine.html

術前因核質白內障黃化，如戴有黃色濾光鏡。	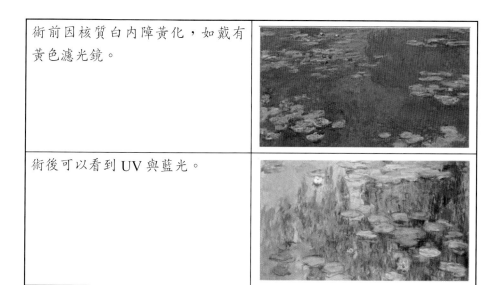
術後可以看到 UV 與藍光。	

　　另外，有報導說，從畫家的自畫像，可以看得出達文西（左，Leonardo da Vinci, 1452-1519）和林布蘭（Rembrandt Harmenszoon van Rijn, 1606-1669）似乎都有外斜（exotropia），可是對作畫不但沒有影響，反而有利。[4]這個只有姑妄聽之，因為以視光觀點，兩人沒有戴老花眼鏡自畫，才是奇怪。

4　https://www.independent.co.uk/arts-entertainment/art/features/leonardo-da-vinci-eyesight-painting-degas-monet-rembrandt-artists-vision-a8590826.html

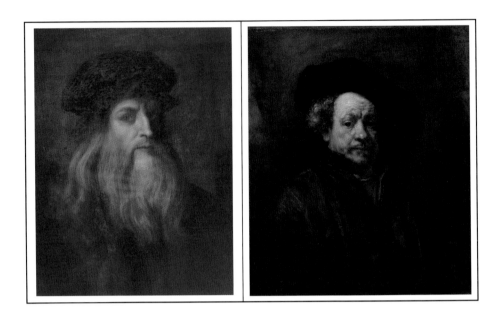

　　所以我們已經替已作古的人診斷遠視、老花、散光、眼疾病，當然也是都可以運用在活人的案例。

感謝詞

謝謝洪珮瑜同學校閱內科學之原稿並補充資料，同時也感謝亞洲大學視光學系林惠雯，陳經中老師和同學們的全力支持，與林芮宇老師協助編排處理。

編後語

　　承蒙美國哈佛大學鄭宏銘教授的抬舉，晚輩有幸參與此書的編著，甚感榮幸。

　　鄭教授致力提升臺灣視光專業，擔任亞洲大學視光學系講座教授，原本此書僅作為亞大視光學子的用書，內容包含鄭教授在美國臨床執業與大學授課的多年寶貴經驗累積，其中除了臨床專業知識，還有對臺灣視光未來的藍圖與期許，希望藉此為提升臺灣視光專業播下種子，所以晚輩才建議將此書分享給更多臺灣視光的夥伴。

　　在此書晚輩僅盡棉薄之力協助編著，藉此機會也向鄭教授學習了不少，更感受到這不只是一本書，而是一本充滿對故鄉臺灣這塊土地濃濃的心意與期待，這個理念需要更多臺灣視光專業夥伴的支持，大家一起努力共同提升視光專業，為臺灣視光寫下新的一頁。

曾榮凱

亞洲大學視光學系教授兼學系主任

2021.5.15

國家圖書館出版品預行編目資料

臨床視光眼科學／鄭宏銘，曾榮凱著. ——初
　版. ——臺北市：五南圖書出版股份有限公
　司, 2021.08
　面；　公分
　ISBN 978-986-522-938-2（平裝）

1.眼科

416.7　　　　　　　　　110010768

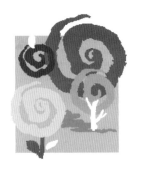

5J7A

臨床視光眼科學

作　　者 ― 鄭宏銘（384.5）、曾榮凱

發 行 人 ― 楊榮川

總 經 理 ― 楊士清

總 編 輯 ― 楊秀麗

副總編輯 ― 王俐文

責任編輯 ― 金明芬

封面設計 ― 姚孝慈

出 版 者 ― 五南圖書出版股份有限公司

地　　址：106臺北市大安區和平東路二段339號4樓

電　　話：(02)2705-5066　　傳　　真：(02)2706-6100

網　　址：https://www.wunan.com.tw

電子郵件：wunan@wunan.com.tw

劃撥帳號：01068953

戶　　名：五南圖書出版股份有限公司

法律顧問　林勝安律師事務所　林勝安律師

出版日期　2021年8月初版一刷

定　　價　新臺幣400元

經典永恆・名著常在

五十週年的獻禮 —— 經典名著文庫

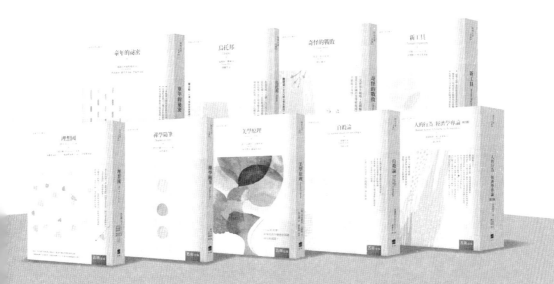

五南，五十年了，半個世紀，人生旅程的一大半，走過來了。

思索著，邁向百年的未來歷程，能為知識界、文化學術界作些什麼？

在速食文化的生態下，有什麼值得讓人雋永品味的？

歷代經典・當今名著，經過時間的洗禮，千錘百鍊，流傳至今，光芒耀人；

不僅使我們能領悟前人的智慧，同時也增深加廣我們思考的深度與視野。

我們決心投入巨資，有計畫的系統梳選，成立「經典名著文庫」，

希望收入古今中外思想性的、充滿睿智與獨見的經典、名著。

這是一項理想性的、永續性的巨大出版工程。

不在意讀者的眾寡，只考慮它的學術價值，力求完整展現先哲思想的軌跡；

為知識界開啟一片智慧之窗，營造一座百花綻放的世界文明公園，

任君遨遊、取菁吸蜜、嘉惠學子！